Prótese total
Manual de fases clínicas e laboratoriais

1ª edição: 2008
2ª edição revista e ampliada: 2008
3ª edição: 2012
4ª edição: 2017

Dados Internacionais de Catalogação na Publicação (CIP)
(Jeane Passos de Souza – CRB 8ª/6189)

Galati, Ademir
Prótese total: manual de fases clínicas e laboratoriais /
Ademir Galati. – 4.ed. – São Paulo: Editora Senac São Paulo,
2017 – (Série Apontamentos).

Bibliografia.
ISBN 978-85-396-1242-0

1. Prótese dentária 2. Prótese dentária – manuais de
laboratório I. Título. II. Série.

17-515s   CDD-617.69078
                                      BISCA MED016070

Índice para catálogo sistemático:

1. Prótese total : Odontologia : Manuais de clínica e
laboratório   617.69078

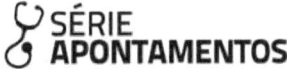

Prótese total
Manual de fases clínicas e laboratoriais

ADEMIR GALATI

4ª edição

Editora Senac São Paulo – São Paulo – 2017

Administração Regional do Senac no Estado de São Paulo
Presidente do Conselho Regional: Abram Szajman
Diretor do Departamento Regional: Luiz Francisco de A. Salgado
Superintendente Universitário e de Desenvolvimento: Luiz Carlos Dourado

Editora Senac São Paulo
Conselho Editorial: Luiz Francisco de A. Salgado
Luiz Carlos Dourado
Darcio Sayad Maia
Lucila Mara Sbrana Sciotti
Jeane Passos de Souza

Gerente/Publisher: Jeane Passos de Souza (jpassos@sp.senac.br)
Coordenação Editorial/Prospecção: Luís Américo Tousi Botelho (luis.tbotelho@sp.senac.br)
Márcia Cavalheiro Rodrigues de Almeida (mcavalhe@sp.senac.br)
Administrativo: João Almeida Santos (joao.santos@sp.senac.br)
Comercial: Marcos Telmo da Costa (mtcosta@sp.senac.br)

Preparação de Texto: Leticia Castelo Branco
Revisão de Texto: Ivone P. B. Groenitz (coord.), Laila Dawa, Rosa Visconti Kono
Projeto Gráfico, Editoração Eletrônica e Capa: RW3 Design
Impressão e Acabamento: Gráfica CS

Proibida a reprodução sem autorização expressa.
Todos os direitos desta edição reservados à
Editora Senac São Paulo
Rua 24 de Maio, 208 – 3º andar – Centro – CEP 01041-000
Caixa Postal 1120 – CEP 01032-970 – São Paulo – SP
Tel. (11) 2187-4450 – Fax (11) 2187-4486
E-mail: editora@sp.senac.br
Home page: http://www.editorasenacsp.com.br

© Ademir Galati, 2008

Sumário

Nota do editor 7
Apresentação 9
Introdução 11
1. Prótese total mucosassuportada 19
2. Tratamentos que antecedem a confecção
   da prótese 29
3. Moldagem preliminar ou anatômica, modelos
   anatômicos ou de estudo para diagnóstico e
   planejamento 43
4. Planejamento clínico e protético 53
5. Moldagem funcional e modelo de trabalho 67
6. Bases de provas e planos de orientação 79
7. Articulador 87
8. Relações intermaxilares (I) 97
9. Relações intermaxilares (II) 113
10. Dentes artificiais: seleção, montagem e oclusão ... 127
11. Ceroplastia e escultura gengival 173
12. Confecção laboratorial da base da prótese 181
13. Instalação da prótese e controles 213
14. Prótese total imediata (PTI) 221
Referências bibliográficas 231
Índice geral 235

Nota do editor

Estruturado em catorze capítulos, com linguagem simples que aborda os vários tipos de próteses, e amplamente ilustrado, este livro se propõe a ser um material de consulta fundamental para quem está iniciando na área de prótese, trazendo aspectos importantes para a feitura de próteses totais, bem como informações necessárias também para quem estuda odontologia.

Em *Prótese total: manual de fases clínicas e laboratoriais*, o autor Ademir Galati coloca sua experiência como cirurgião-dentista e protesista, abordando até mesmo um assunto pouco relatado na literatura da área: a adequação de próteses antigas do paciente, com o intuito de curar tecidos traumatizados da boca, antes da confecção de uma nova prótese.

O Senac São Paulo, com esta publicação da Série Apontamentos, espera contribuir para o aperfeiçoamento dos profissionais e a formação dos estudantes da área técnica de prótese dentária.

Apresentação

Este livro sobre prótese total pretende ser uma contribuição para os estudos na área e um guia prático para alunos de cursos técnicos e de cursos superiores em odontologia, na medida em que sistematizam, de maneira didática, as noções básicas a respeito do assunto.

Escrito pelo cirurgião-dentista e protesista Ademir Galati, é dirigido ao curso técnico de prótese dentária do Senac São Paulo. Em seu capítulo introdutório, traz uma visão geral e simplificada dos diversos tipos de próteses dentárias. No primeiro capítulo, apresenta informações importantes para o iniciante na área da prótese, a respeito de aspectos anatômicos e biomecânicos, de grande interesse na confecção de próteses totais (mucossassuportadas), abrangendo a mucosa a submucosa, tecido ósseo e muscular e a saliva.

O segundo capítulo está voltado para um assunto pouco abordado na literatura e que, para o autor, significa começar um tratamento da maneira mais correta que se possa imaginar. Criou um protocolo de tratamento que consistem em adequar as próteses antigas em uso pelo paciente, conseguindo curar os tecidos traumatizados da boca; somente depois disso as novas próteses seriam confeccionadas.

No terceiro capítulo são enfocados os modelos preliminares de diagnóstico ou de estudo, detalhando técnicas de moldagem e preenchimento dos moldes, indicando os materiais e instrumentais para sua obtenção.

Intitulado "Planejamento clínico e protético", o capítulo seguinte relata a importâncias do conhecimento pelo dentista da área que será recoberta pela base da prótese (área basal), para o planejamento clínico. E do técnico em confeccionar as moldeiras individuais, que reproduza tal planejamento, ou seja, a moldeira individual adequada para cada caso (planejamento protético).

O quinto capítulo é de interesse fundamental para o estudante de odontologia. Porém, de acordo com a filosofia do autor, apesar de o técnico de laboratório não poder praticar a moldagem funcional, ele deverá também conhecê-la, visto que a partir dela será obtido o modelo de trabalho sobre o qual ele vai prensar e acrilizar a dentadura.

Em seguida, o livro traz matéria fundamentada sobre bases de prova e planos de oclusão (planos de orientação), os materiais e instrumentais necessários, bem como a abordagem de técnicas de confecção para a maxila.

O capítulo sobre articulador, esse importante instrumento nas reabilitações protéticas, descreve seus componentes, os tipos existentes, abordando especialmente o arco facial e seu transporte para o articulador tipo "arcon" e a montagem do modelo superior.

Dois capítulos estão voltados às relações intermaxilares: o primeiro refere-se à dimensão vertical de oclusão, à relação cêntrica e a metodologia para registrá-las clinicamente no plano de orientação da mandíbula; e o segundo, às curvas de compensação e à individualização do articulador.

Na sequência, são enfocados os dentes artificiais, sua classificação e seleção, os materiais utilizados, a escolha e a definição da cor, forma e tamanho. É ainda apresentado um dispositivo para selecioná-los, mesmo antes da montagem dos dentes anteriores. Como continuidade natural à matéria, também nesse capítulo, o autor apresenta sua técnica para a montagem e oclusão dos dentes artificiais.

O décimo primeiro capítulo é dedicado às fases laboratoriais propriamente ditas, como a ceroplastia, explicando uma técnica de encerramento e escultura; a confecção da base, mostrando a inclusão em mufla; a aplicação da resina acrílica; a polimerização; a desinclusão; e o acabamento.

O capítulo seguinte aborda a fase clínica de instalação da prótese na boca do paciente, após ter sido concluída no laboratório. Relata uma sequência de procedimentos que deverão ser executados pelo dentista nos controles imediatos e subsequentes.

O último capítulo é destinado à "Prótese total imediata", trazendo informações a respeito de suas vantagens e desvantagens, as técnicas de moldagens, as moldeiras individuais, as relações intermaxilares, a montagem dos dentes, a inclusão, a polimerização, e finalmente as fases cirúrgica e de instalação.

Introdução

Denomina-se prótese toda substituição total ou parcial de um órgão ou sistema, nas diferentes partes do corpo humano, por artefatos ou aparelhos artificiais.

As próteses dentárias substituem partes de (ou todo) um dente, alguns ou todos os dentes. Para cada uma dessas situações indica-se um tipo específico de prótese.

Prótese unitária

Indicada para substituir parte de um dente que foi perdida por cárie ou por qualquer outro acidente. Consiste em uma incrustação ou coroa fixada por meio de cimentações aos remanescentes dentais. O adjetivo "unitário" é por causa de esse tipo de prótese abranger o dente isoladamente (foto 1).

Prótese fixa unitária

Indicada para o caso de perda total de um ou mais dentes, quando a área do(s) ausente(s), chamados de espaço protético, guardar relação de proximidade com outros dentes presentes, denominados pilares ou retentores. Sua fixação aos dentes pilares é feita também por meio de cimentação. Por apoiar-se somente nos dentes remanescentes, ela pode ser classificada também como prótese de regime de trabalho dentossuportado. Existem algumas situações em que não ocorre a perda total do dente, mas simplesmente de sua coroa, que necessita ser reabilitada por uma prótese; nesse caso ela é chamada de prótese fixa unitária. O adjetivo "unitário" é por causa de esse tipo de prótese abranger o dente isoladamente (foto 1).

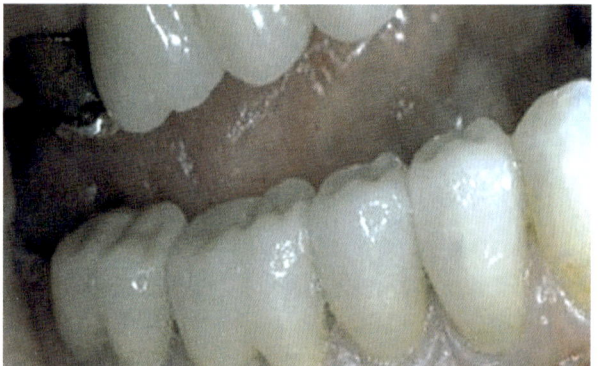

FOTO 1. PRÓTESE METALO-CERÂMICA DENTES 34, 35, 36 E 37

Prótese parcial removível

É indicada quando ocorre a perda de vários dentes contíguos ou intercalados, e as condições para o planejamento de uma prótese parcial fixa encontram-se prejudicadas por algum motivo (geralmente a perda de muitos dentes). Essa prótese utiliza um sistema de retenção por grampos aplicados estrategicamente em alguns dentes remanescentes e pode ser retirada pelo paciente para higienização (foto 2).

A Prótese Parcial Removível (PPR) recebe três classificações, de acordo com seu regime de trabalho e a situação topográfica dos dentes

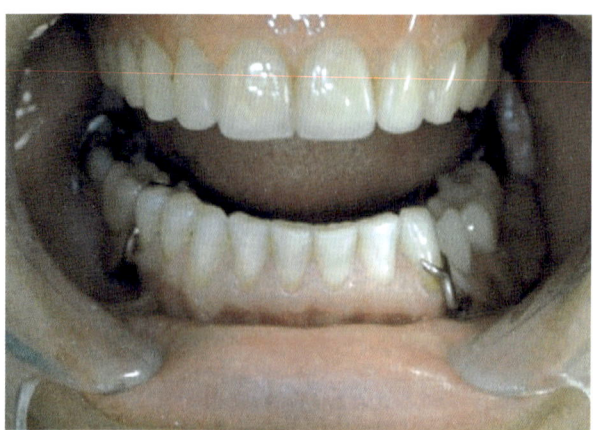

FOTO 2. PRÓTESE PARCIAL REMOVÍVEL

remanescentes: Próteses Parciais Removível dentossuportadas, Próteses Parciais Removíveis mucodentossuportadas e Próteses Parciais Removíveis mucodentossuportadas (fotos 3a, 3b e 3c).

▶ *Prótese parcial removível dentossuportada*: quando os espaços dos dentes ausentes (espaços protéticos) são pequenos e intercalados com dentes presentes, e quando não existir necessidade da participação efetiva da fibromucosa na distribuição das forças:

▶ *Prótese parcial removível mucodentossuportada*: quando os espaços dos dentes ausentes (espaços protéticos) são grandes e intercalados,

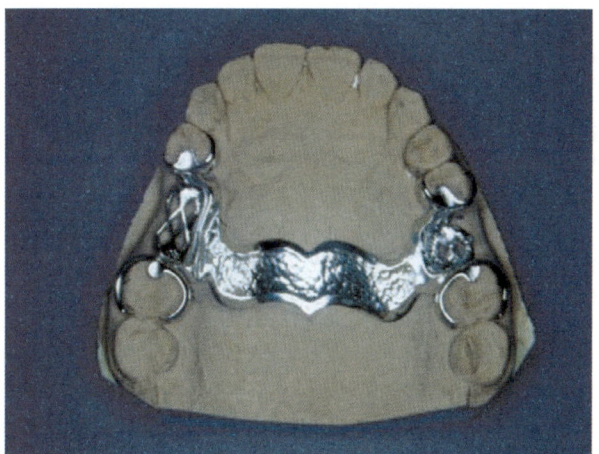

FOTO 3A. PPR DENTOSSUPORTADA

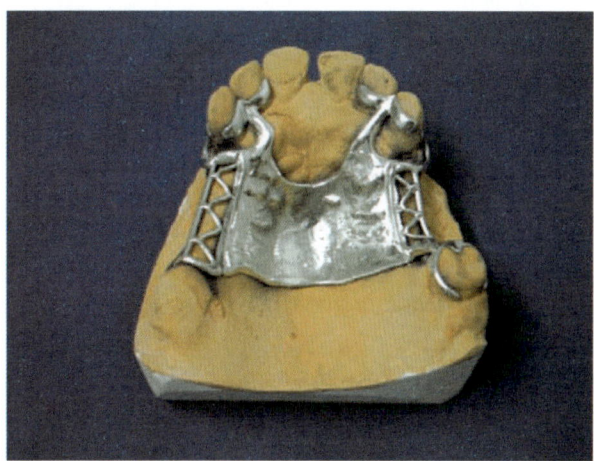

FOTO 3B. PPR MUCODENTOSSUPORTADA

porém menores do que a área dentada, não existindo a necessidade da participação efetiva da fibromucosa na distribuição das forças.

▶ *Prótese parcial removível mucodentossuportada*: quando os espaços dos dentes ausentes (espaços protéticos) forem muito extensos, isto é, perfazem um hiato maior do que a região dentada, geralmente em extremidades livres bi ou unilaterais, ou espaços protéticos intercalados muito extensos, onde ocorre a participação efetiva da fibromucosa no suporte da prótese.

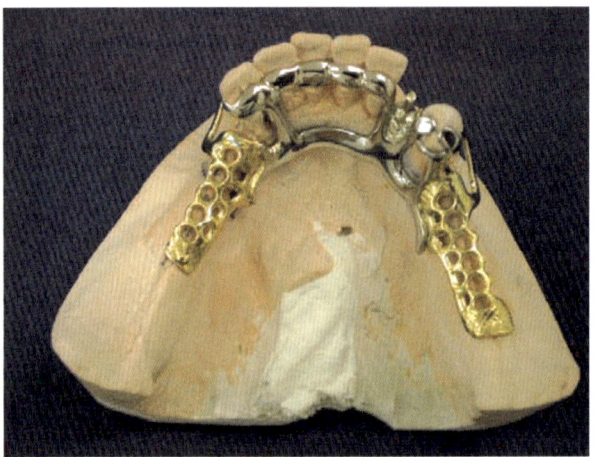

FOTO 3C. MUCODENTOSSUPORTADA

Próteses sobre implantes

Tipo de prótese aplicada sobre retentores implantados diretamente no tecido ósseo. Pode ser indicada para a substituição de um, vários ou todos os dentes. Pode também ser fixa ou removível. Quando ela é removível é chamada de *sobredentadura* (*overdenture*) (fotos 4a e 4b; e 5a, 5b e 5c).

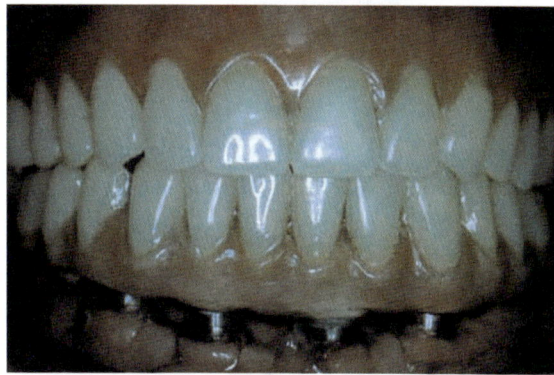
FOTO 4A. PROTOCOLO DE IMPLANTES DE CARGA IMEDIATA FIXO

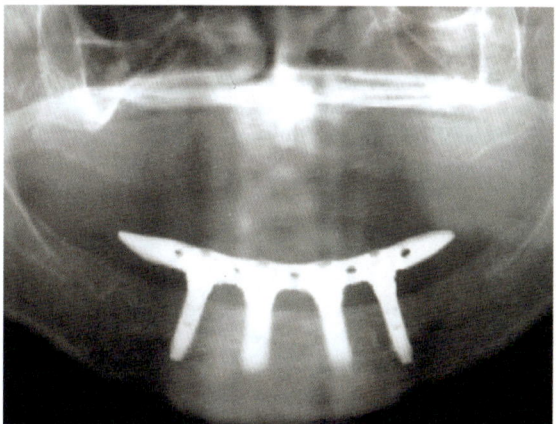
FOTO 4B. RADIOGRAFIA DOS IMPLANTES

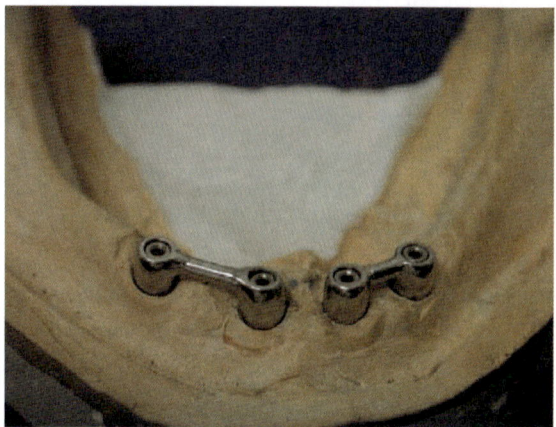
FOTO 5A. IMPLANTE BARRA CLIP

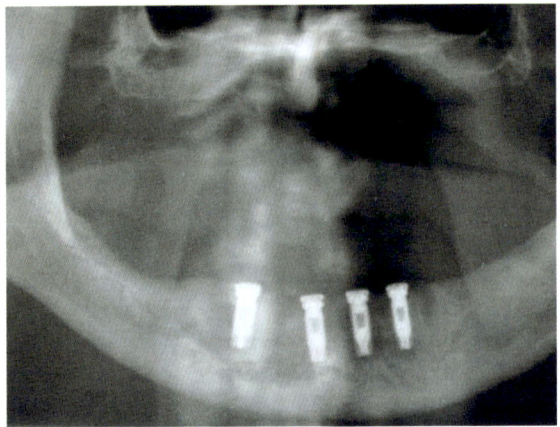
FOTO 5B. RADIOGRAFIA DOS IMPLANTES

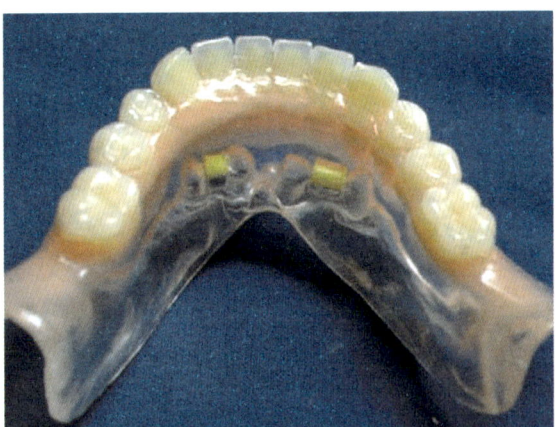
FOTO 5C. SOBREDENTADURA (*OVERDENTURE*)

Prótese total ou dentadura artificial completa

Indicada para o caso de perda total dos dentes. Essa prótese é responsável pela restauração não somente dos dentes, mas também do osso alveolar reabsorvido pela perda dental. Seu suporte é dado pelas mucosas e pelo tecido ósseo subjacente, de maneira que o regime de trabalho é, portanto, unicamente mucossuportado. Por esse motivo, é também classificada como *prótese total mucossuportada*. A prótese total pode ser indicada para restaurar, completamente, ambos os arcos dentais ou somente um dos arcos. Neste último caso, é chamada de *prótese total unimaxilar* (foto 6).

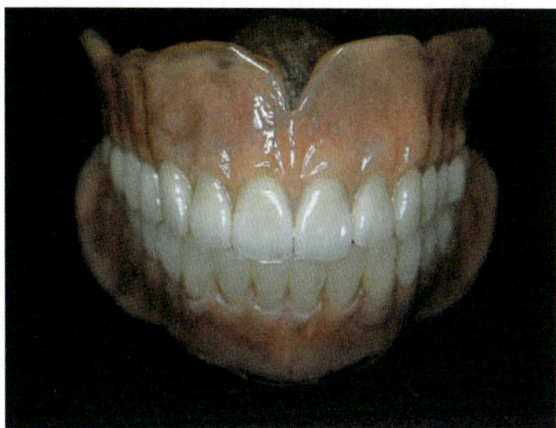

FOTO 6. PRÓTESE TOTAL MUCOSASSUPORTADA (DENTADURA)

A manutenção da prótese total em posição na boca do paciente é obtida, principalmente, por fenômenos físicos, como pressão atmosférica e propriedades de adesão, coesão, tensão superficial e viscosidade da saliva. Outros fatores também auxiliam na retenção da dentadura, como a habilidade do paciente em usá-la e o contorno adequado de seus limites, não interferindo nos movimentos funcionais dos músculos que a rodeiam.

Este livro destina-se especificamente à abordagem das próteses totais, com informações clínicas e técnicas básicas referentes à sua confecção, e também os princípios a serem levados em conta no tratamento de pacientes totalmente desdentados em um ou nos dois maxilares.

O protesista tem, em geral, predileção por uma ou outra técnica, aplicando-a na maior parte dos casos. Todavia, para obter bons resultados, é fundamental que conheçam outras e os princípios em que se apoiam, bem como suas limitações e vantagens, para poder optar pela mais apropriada ou, se necessário, associar diferentes técnicas e, assim, resolver satisfatoriamente determinado caso.

A dificuldade que os iniciantes encontram no aprendizado técnico de prótese dentária, principalmente, na disciplina Prótese Total, diz respeito à impossibilidade dos ensinamentos *in vivo*. Tentaremos, pois, na medida do possível, minimizar esse aspecto, procurando relacionar as fases técnico-laboratoriais com as fases clínicas nos pacientes.

Prótese total mucosassuportada 1

Aspectos anatômicos e biomecânicos

As próteses totais têm como principais objetivos devolver ao paciente totalmente desprovido de dentes a função mastigatória, restaurar sua estética, normalizar sua fonética e oferecer-lhe comodidade.

Para que esses objetivos sejam cumpridos, deve-se encarar o trabalho de produção da prótese como um tratamento odontológico que necessita de minucioso e completo exame das condições bucais e gerais do paciente, a fim de tornar possível um diagnóstico preciso. Com base nesses itens, elabora-se um plano de tratamento favorável, do ponto de vista tanto clínico como protético, visando detectar e superar as barreiras que possam dificultar ou mesmo comprometer o resultado final.

Essa fase inicial de investigação clínica feita pelo cirurgião-dentista deve, portanto, ser a mais cuidadosa possível, pois dela dependerão a conduta e a técnica a serem seguidas. Não raro, o sucesso do tratamento do desdentado está calcado muito mais nas informações que se podem obter antes de iniciar a construção do aparelho protético do que durante o tratamento propriamente dito.

Para a elaboração de uma prótese total, é necessário conhecer bem a anatomia e a fisiologia da cavidade bucal do paciente, principalmente de sua área de suporte, ou seja, os tecidos moles sobre os quais as dentaduras artificiais se apoiam, o osso que suporta essas estruturas, os músculos, a língua e sobretudo a saliva.

Mucosa bucal

Revestimento úmido de células epiteliais que constitui uma barreira entre a comunidade de células que forma o corpo humano das agressões do meio exterior. É lubrificada pela saliva, muco esse produzido por células ou glândulas existentes em grande quantidade na boca.

O termo "mucosa" designa algo mais que uma simples membrana de revestimento: inclui também o tecido conjuntivo subjacente, a submucosa, que suporta a membrana epitelial.

A característica e a distribuição da mucosa e submucosa determinam a extensão da base da prótese, a espessura e o tipo de células que as compõem. Indicam ainda o maior ou menor grau de estabilidade da base da prótese, e podem também, em algumas situações, interferir na retenção.

Para suportar as forças da mastigação e proporcionar uma base mais estável, é essencial que o epitélio de revestimento esteja bem queratinizado e a submucosa permaneça fixa ao osso. Os traumatismos que originam irritações e ulcerações apresentam-se, na maioria das vezes, nos casos em que as mucosas são pouco queratinizadas e móveis.

De acordo com Ten Cate,[1] a mucosa bucal possui características diferentes de região para região, decorrentes de adaptações funcionais ou evolutivas que ocorrem na cavidade bucal originárias de mudanças nas condições biomecânicas que está sujeita ao longo do tempo.

Mjör e Fejerkov,[2] baseados nas diferenças regionais de estruturas e padrões de diferenciação e velocidade de reposição celular, classificaram a mucosa bucal em mucosa mastigatória, mucosa de revestimento e mucosa especializada.

MUCOSA MASTIGATÓRIA

A mucosa mastigatória apresenta-se queratinizada, geralmente mais espessa, densa e firme. É encontrada sobre os rebordos alveolares e o palato duro. Essas características fazem que ela suporte com menor dificuldade as pressões geradas pelas bases das dentaduras artificiais, quando o alimento é mastigado.

MUCOSA DE REVESTIMENTO

A mucosa de revestimento é formada por um epitélio simples, geralmente uma única camada de células. Por esse motivo não pode sofrer com muita intensidade as forças da mastigação. Ela cobre a musculatu-

---

[1] A. R. Ten Cate, *Histologia bucal: desenvolvimento, estrutura e função*, trad. F. F. Moraes (2ª ed. Rio de Janeiro: Guanabara, 1988).

[2] I. A. Mjör, & O. Fejerkov (orgs.), *Embriologia e histologia oral humana*, trad. L. S. Utrilla *et al.* (São Paulo: Panamericana, 1990).

ra e é distensível, adaptando-se às contrações e relaxamentos das bochechas, lábios e língua. Constitui todo o revestimento da boca. É encontrada nos lábios, bochechas, fórnice vestibular, assoalho da boca e palato mole.

MUCOSA ESPECIALIZADA

A mucosa especializada é assim chamada porque, além de revestimento e proteção, desenvolve também funções sensoriais, como, por exemplo, detecção do paladar, temperatura e pressão e discriminação do tamanho e textura dos alimentos. A mucosa é encontrada principalmente revestindo todo o dorso da língua, nos lábios e nas bochechas.

Tecido ósseo

O tecido ósseo é um dos mais rígidos e resistentes do corpo humano. Serve como suporte para as partes moles, protege órgãos vitais e proporciona apoio aos músculos esqueléticos. Ainda funciona como depósito de cálcio, fosfato e outros íons, armazenando-os ou liberando-os a fim de manter constantes suas concentrações nos líquidos corporais (sangue, linfa e líquido intersticial). Todos os ossos são revestidos em suas superfícies internas e externas por membranas conjuntivas – o endósteo e o periósteo –, que possuem células osteogênicas.

O osso compacto é o suporte mais adequado para a recepção das forças transmitidas pela prótese. O osso esponjoso possui menor resistência a essas forças e, por conseguinte, sofre maior reabsorção. As regiões onde o osso é mais compacto estão localizadas nas superfícies externas dos maxilares, com exceção das cristas dos rebordos residuais. Assim sendo, as zonas mais apropriadas para suportar as pressões das dentaduras localizam-se nas vertentes vestibulares e linguais das regiões posteriores – linha oblíqua na mandíbula e palato duro – e o pilar zigomático na maxila.

Músculos

A confecção de uma prótese total deve basear-se no conceito de que a forma e a posição das estruturas artificiais que serão inseridas na cavidade bucal sejam determinadas pelos músculos, tanto em repouso como em função. Assim, uma prótese que não interfira com a atividade muscular será funcionalmente estável e cômoda para o paciente.

A atividade muscular orienta, governa as moldagens e fornece subsídios para a delimitação da área basal das próteses totais.

É necessário conhecer os vários grupos de músculos da face, como os da expressão facial, os da mastigação e os da deglutição, pois eles têm envolvimento direto com a função, com a estética e com o conforto das dentaduras artificiais.

MÚSCULOS DA EXPRESSÃO FACIAL

Situam-se logo abaixo da pele e constituem, no todo, uma camada quase única. Os feixes de fibra de um músculo são, muitas vezes, unidos aos outros, e nos locais de inserção é comum estarem entrelaçados.[3]

Com o decorrer da idade, a pele vai perdendo a sua elasticidade e os sulcos ocasionados pela contração muscular são acentuados definitivamente na face (foto 7).

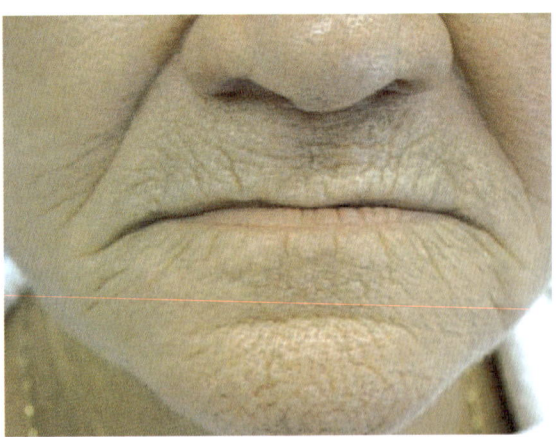

FOTO 7. SULCOS DE ENVELHECIMENTO

---

[3] M. C. Madeira, *Anatomia da face: bases anátomo-funcionais para a prática odontológica* (São Paulo: Sarvier, 1995).

MÚSCULOS DA MASTIGAÇÃO

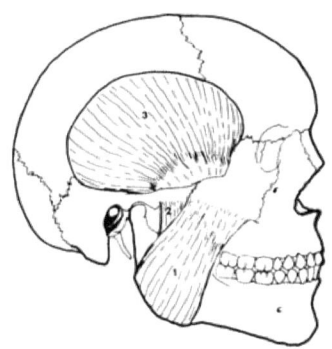

FIGURA 1A
1. MASSETER SUPERFICIAL
2. MASSETER PROFUNDO
3. TEMPORAL

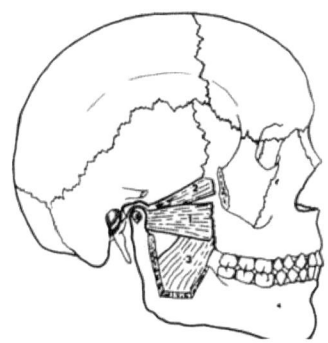

FIGURA 1B.
1. PTERIGOIDEO LATERAL INFERIOR
2. PTERIGOIDEO LATERAL SUPERIOR
3. PTERIGOIDEO MEDIAL

MÚSCULOS DA DEGLUTIÇÃO

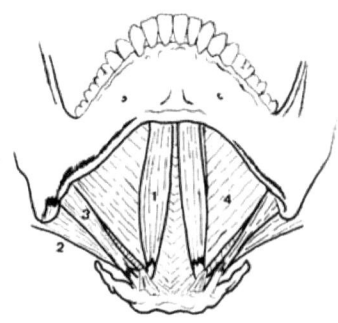

FIGURA 2A
1. DIGÁSTRICO, VENTRE ANTERIOR
2. DIGÁSTRICO, VENTRE POSTERIOR
3. ESTILO-HIOIDEO

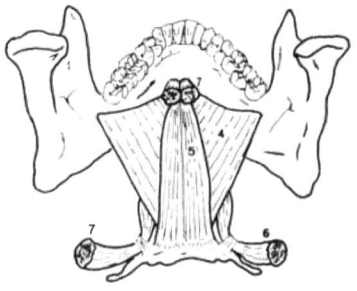

FIGURA 2B
4. MILO-HIOIDEO
5. GÊNIO-HIOIDEO
6 E 7. GENIOGLOSSO

Língua

A língua possui grande capacidade de adaptação. Com a perda dos dentes, ela passa a ocupar os espaços deixados por eles, o que leva o paciente, ao colocar a prótese, ter a sensação de "boca cheia" e a impressão que vai mordê-la quando cerra os dentes. Além disso, causa a desestabilização temporária da prótese. Tais sensações desaparecem em poucos dias, por causa da sua condição de adaptabilidade, acomodando-se à prótese e ajudando a estabilizá-la.

MÚSCULOS DA LÍNGUA

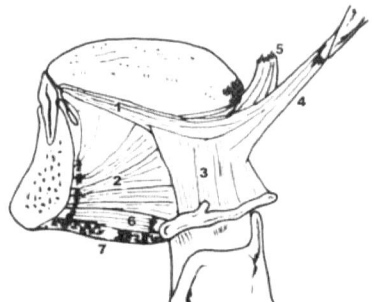

FIGURA 3. MÚSCULOS DA LÍNGUA
1. LONGITUDINAL SUPERIOR
2. GÊNIOGLOSSO
3. HIOGLOSSO
4. ESTILOGLOSSO
5. PALOTOGLOSSO
6. GÊNIO-HIOIDEO
7. MILO-HIOIDEO

Saliva

A quantidade e a qualidade da saliva são as mais importantes variáveis na retenção da prótese. Graças às suas propriedades físicas de adesão, coesão e tensão superficiais (capilaridade) e viscosidade, ela desempenha papel importante na retenção das próteses totais. Além disso, possui propriedades biológicas de proteção. Quando diminui em quantidade, sua ação protetora se reduz; a mucosa pode apresentar coloração mais avermelhada, inflamada, seca ou fissurada; a retenção é menos efetiva; a mastigação é mais difícil e aparecem zonas doloridas.

A adesão é a atração de moléculas entre si. A quantidade de retenção motivada pela adesão é diretamente proporcional à capacidade umedecedora do material e da área recoberta pela base da prótese, como também da viscosidade da saliva. A retenção por adesão é inversamente proporcional à espessura da película de saliva.

A coesão é a atração entre moléculas iguais (do mesmo corpo); a retenção devida a ela é semelhante à adesão.

A tensão superficial ou capilaridade é uma força exercida pela superfície de um líquido quando está em contato com um sólido. Quando o espaço entre a base da prótese e a mucosa é suficiente pequeno, a saliva age como um fluido em um tubo capilar. A retenção devida à capilaridade é diretamente proporcional à área recoberta pela base da prótese.

A retenção máxima da prótese pode ser conseguida de acordo com alguns fatores, que se seguem.

1. Quando há cobertura máxima da área basal, sem interferência nos movimentos funcionais dos tecidos.
2. Quando há perfeita adaptação da prótese com a mucosa subjacente.
3. Quando a saliva apresentar grau moderado de viscosidade.
4. A retenção pode ser diminuída se as glândulas palatinas produzem alto volume de saliva viscosa. Nesse caso, a pressão hidráulica da saliva deprime as outras.
5. As propriedades ideais acima são prejudicadas pela xerostomia.

O pH médio da saliva é 6,8 – levemente ácido –, oscilando de 5,6 a 7,6, atingindo o máximo antes das refeições. Com o aumento do pH, os componentes inorgânicos (carbonato de cálcio e sulfato de cálcio) precipitam-se sobre os dentes como "tártaro", podendo também formar cálculos salivares nas glândulas ou nos dutos.

FUNÇÕES DA SALIVA

- participa do início da primeira fase da digestão; contém enzimas que desdobram polissacarídeos;
- umedece e lubrifica os alimentos para a deglutição;
- ajuda na autolimpeza da boca – autóclise;

- facilita os movimentos dos lábios, bochechas, língua, ajudando na fala;
- importante na prevenção da cárie dental.

Meios de retenção das próteses totais

Meios físicos

De maneira geral, a retenção das próteses totais depende quase na sua totalidade de fenômenos físicos, como pressão atmosférica, adesão, coesão e de tensão superficial. Portanto, para que eles possam atuar favoravelmente, algumas regras deverão ser seguidas:
1. maior extensão possível da área basal da prótese;
2. obter a melhor adaptação da base da prótese com a superfície de suporte;
3. distribuir equilibradamente as forças da mastigação (alívios);
4. planejar o desenho e a espessura das bordas, para não interferir nas movimentações funcionais das bochechas, lábios, língua e assoalho da boca.

Meios biomecânicos

Os meios biomecânicos de retenção, se observados isoladamente, não são capazes de incrementar a retenção, mas quando planejados de acordo com as condições bucais de cada paciente e com a sua dinâmica funcional, podem assumir papel importante:
1. montagem dos dentes sobre a crista original dos rebordos alveolares;
2. recorte adequado das bordas nas inserções musculares, para permitir suas contrações;
3. espessura e desenho da superfície lingual, para permitir acomodação da língua em repouso;
4. comprimento da borda lingual, para permitir ao paciente executar movimentos funcionais com a língua e assoalho da boca;
5. espessura e desenho palatino da base da prótese superior, para permitir acomodação da língua em função;

6. bordos pouco mais espessos que a base e arredondados, para manutenção do menisco de saliva, ajudando no vedamento marginal da prótese;
7. menor peso possível, para contrapor a ação da força da gravidade.

Tratamentos que antecedem a confecção da prótese 2

O avanço da idade do paciente pode dificultar substancialmente qualquer tratamento odontológico. Assim sendo, o profissional deve esforçar-se para entender as mudanças psicológicas, anatômicas e fisiológicas que ocorrem. Ele deve modificar, em cada situação, a abordagem e a técnica a ser empregada. O processo da velhice, atualmente, é visto como um fenômeno biológico de término de desenvolvimento normal inevitável, geneticamente determinado do ser humano. Contudo, é evidente que muitas doenças específicas tendem a ampliar as mudanças degenerativas associadas com a idade avançada. Também parece que a idade aumentada torna o corpo menos resistente às mudanças patológicas. Por isso as doenças que acometem todos os tecidos, órgãos e sistemas não regridem na mesma velocidade, ou no mesmo grau, no idoso e no jovem.

Achados sistêmicos e bucais devem ser interpretados em relação àqueles que deveriam ser esperados em um indivíduo sadio da mesma idade. Os procedimentos do tratamento devem levar em consideração as adaptabilidades fisiológicas de cada paciente.

Examinando e estudando cada caso em particular, veremos que nem sempre o paciente desdentado total encontra-se em condições psíquicas, biológicas, patológicas ou mecânicas para iniciar um tratamento. Os recursos utilizados para conduzi-los a uma normalização por vezes não se encontram ao nosso alcance, sendo conveniente recorrer aos respectivos especialistas. No que nos diz respeito, as patologias, os traumas mecânicos dos tecidos de suporte, causados por próteses que estão em uso, podem e devem ser sanados, usando-se dos mais diversos meios disponibilizados na odontologia protética.

Muitas vezes a simples remoção ou adequação ao meio bucal da prótese traumática em uso podem devolver rapidamente ao paciente o conforto e a saúde. Nenhuma prótese deverá ser confeccionada sobre tecido que não esteja em condições normais de saúde. Assim, todos os pacientes deverão ser submetidos a um minucioso exame clínico pelo cirurgião-dentista. Constatada alguma anormalidade, ela deverá ser sanada antes da confecção da nova prótese.

Esses tratamentos prévios poderão ser cirúrgicos, como remoção de mucosas hiperplásicas, cistos residuais, raízes remanescentes, dentes retidos, etc. ou protéticos, como reembasamentos, para melhorar as condições de adaptação das próteses velhas utilizadas pelo paciente.

Adequação das próteses em uso pelo paciente

A nosso ver, adequar uma prótese em uso ao meio bucal não é somente curar a mucosa traumatizada, mas sim devolver à prótese antiga condições para que possa permanecer por mais um período em boca, auxiliando o dentista no tratamento, e o paciente preparando-o para a troca pela prótese nova.

Os pacientes que necessitam substituir suas próteses geralmente precisam mais que uma simples troca. Assim, indicamos um protocolo de tratamento que antecede a instalação das novas próteses.

Reembasamento terapêutico

Sua finalidade é melhorar a adaptação das próteses sobre os tecidos de suporte. Com isso, é possível diminuir a inflamação causada por dentaduras velhas e desadaptadas, ajudar na cicatrização dos tecidos operados, quando da instalação de uma prótese total imediata ou quando da remoção de hiperplasias ou qualquer outra lesão. É possível, assim, construir novas próteses sobre tecidos sadios.

O reembasamento terapêutico pode ser total ou parcial, isto é, abranger toda a base da dentadura ou apenas parte dela. Os materiais indicados são as resinas e as siliconas resilientes (*softs*) e os rígidos, como as pastas de óxido de zinco e eugenol. Esses materiais são colocados na base das próteses e substituídos semanalmente ou quinzenalmente, até que os tecidos recuperem a normalidade. Exemplos a seguir (fotos 8a, 8b, 8c e 8d).

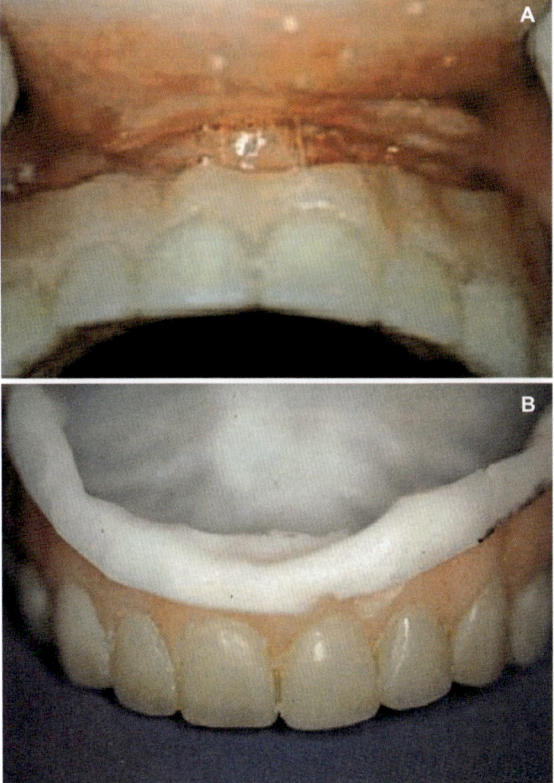

FOTOS 8A E 8B. REEMBASAMENTO COM MATERIAL RESILIENTE

Reembasamento protético

Manobra protética que visa a aumentar a retenção das próteses por meio da melhor adaptação à superfície de suporte e tecidos subjacentes, melhorando consequentemente a possibilidade de uso por mais um bom período.[4] Essa manobra pode ser empregada nas próteses totais recém-instaladas ou nas que se encontram em uso e que tenham perdido essa propriedade, mas que estejam em boas condições estéticas e funcionais.

No caso do protocolo de tratamento, esse reembasamento é feito mesmo que as condições estéticas e/ou funcionais das próteses não este-

---
[4] H. Cerveira Netto, *Prótese total imediata* (São Paulo: Pancast, 1987).

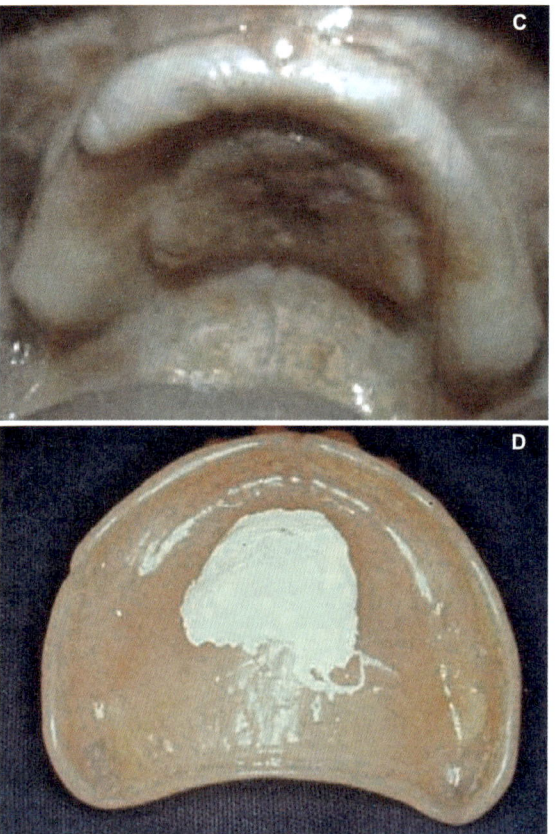

FOTOS 8C E 8D. REEMBASAMENTO COM MATERIAL RÍGIDO

jam boas, pois elas serão trocadas num curto intervalo de tempo. Portanto, o reembasamento dessas próteses visa propiciar ao paciente condições mais confortáveis para passar pelo tratamento.

Em qualquer situação, o reembasamento protético deve ser sempre total, isto é, substituir toda a base da prótese que esteja em contato com a fibromucosa por uma resina acrílica termopolimerizável. Porém, no protocolo de tratamento para o reembasamento usa-se a resina quimicamente ativada, tendo em vista que esse trabalho é feito de maneira rápida e a prótese será substituída brevemente (fotos 9a, 9b e 9c).

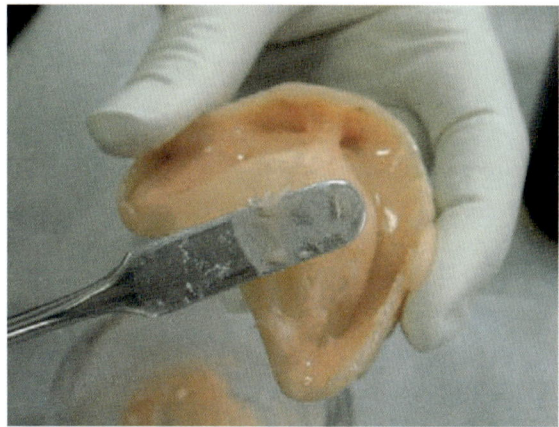
FOTO 9A. APLICAÇÃO DA RESINA

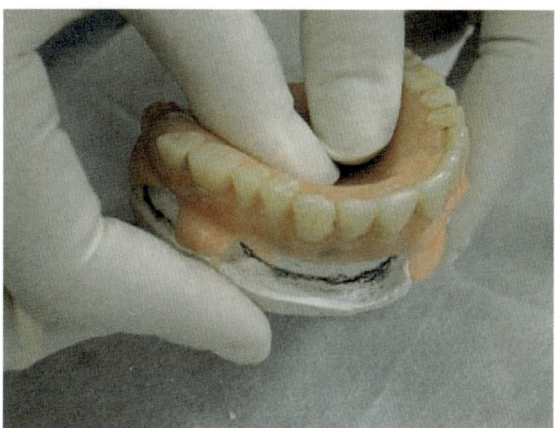
FOTO 9B. PRESSIONADA SOBRE O MODELO

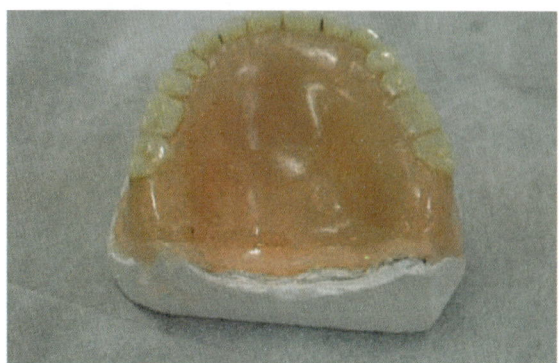
FOTO 9C. REEMBASAMENTO CONCLUÍDO

Reparos das próteses em uso

O reparo das próteses em uso é feito no intuito de propiciar ao paciente conforto, melhorar a sua mastigação e reintegrá-lo à sociedade durante o período da confecção das novas próteses. As próteses quebradas ou danificadas deverão ser consertadas o mais breve possível, de preferência na primeira consulta. Esses reparos podem abranger desde a simples colocação de um dente até a recomposição de fragmentos que foram perdidos.

Os reparos podem ser realizados com técnica direta ou indireta, de acordo com a necessidade e oportunidade para cada caso.

Preferencialmente, em virtude da necessidade de um tratamento imediato e sabendo-se que essa prótese permanecerá na boca do paciente por um curto período, deve-se utilizar a técnica direta ou de reparo simples, usando para isso a resina acrílica de autopolimerização.

Reparos simples

Procedimentos
- ▶ *Fratura sem separação dos fragmentos*
  - desgastar a prótese pela superfície externa, acompanhando a linha de fratura sem atingir a face interna;
  - fazer sulcos transversais à linha de fratura, aplicando ou não elementos de resistência (fio ortodôntico);
  - aplicar resina de autopolimerização na região desgastada;
  - a prótese pode ser levada a um aparelho de pressão ou mantida em condições ambientais para a polimerização;
  - proceder ao acabamento e polimento.

- ▶ *Fratura com separação dos fragmentos*
  - unir os fragmentos na posição original e fixá-los com um adesivo;
  - daí então, seguem-se os procedimentos descritos para o reparo de fratura sem separação dos fragmentos.

- ▶ *Fratura com perda de fragmento*
  - reconstrução com resina de autopolimerização diretamente na boca (reconstrução direta) ou sobre um modelo do paciente (reconstrução indireta).

▶ *Fratura ou perda de dente*
- selecionar um dente artificial compatível com o que foi perdido;
- desgastar o alvéolo do dente perdido, com cuidado, para que a forma gengival da prótese seja mantida;
- perfurar a base do dente a ser instalado com uma broca esférica n° 8, para criar retenção mecânica;
- preparar uma porção de resina acrílica, cor rosa, e aplicar na fase plástica tanto no alvéolo como na base do dente;
- colocar o dente em posição, mantendo-o assim até a polimerização, que pode ser em um aparelho de pressão ou mantida em condições ambientais;
- proceder ao acabamento e polimento.

Reparos indiretos ou de laboratório

Indicados quando a fratura, com ou sem separação dos fragmentos, ocorre em próteses novas, que ainda permanecerão por mais um longo tempo na boca do paciente. Se na fratura ocorrer a separação dos fragmentos, primeiro procede-se a um reparo simples e, em seguida, ao de laboratório.

Procedimentos
- desgastar a dentadura internamente com fresas, eliminando todas as áreas retentivas;
- manter sem desgastar três pontos na região dos rebordos, um anterior e dois posteriores, que servirão para a manutenção da dimensão vertical durante a moldagem;
- usar a prótese como moldeira individual, moldando com a técnica da boca fechada para a manutenção da oclusão;
- após a moldagem com pasta zinco-eugenólica ou silicona, preencher o molde obtido com uma camada superficial de gesso densita tipo IV e, após sua presa, completar com gesso comum;
- não separar o modelo do molde antes da inclusão na mufla;
- seguir a técnica convencional das próteses totais para a inclusão, condensação da resina, polimerização e acabamento.

Aumento da área basal

A área da base das dentaduras é fator de grande importância, tanto para a retenção e estabilidade como também para a preservação de seu osso de suporte. No protocolo de tratamento isso deve receber atenção e cuidados por parte do cirurgião dentista, para que o paciente possa, já nessa fase inicial do seu tratamento, tomar consciência da futura base da prótese e também ter maior conforto pelo ganho de retenção e estabilidade (fotos 10a, 10b e 10c).

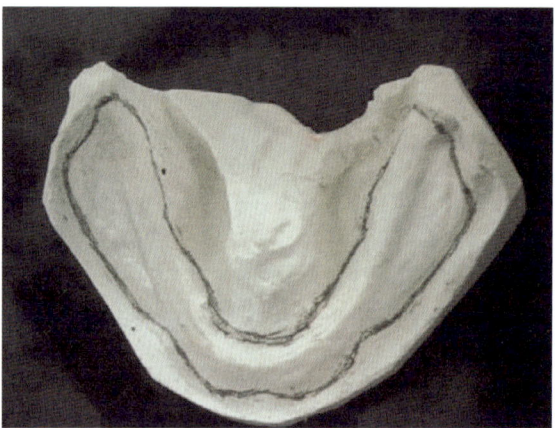

FOTO 10A. LIMITE CORRETO DA ÁREA BASAL

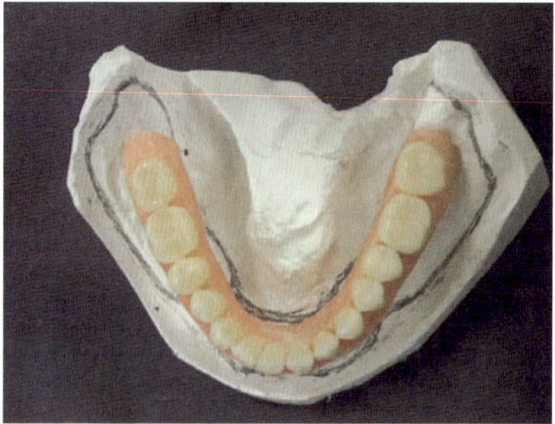

FOTO 10B. LIMITE DA PRÓTESE EM USO

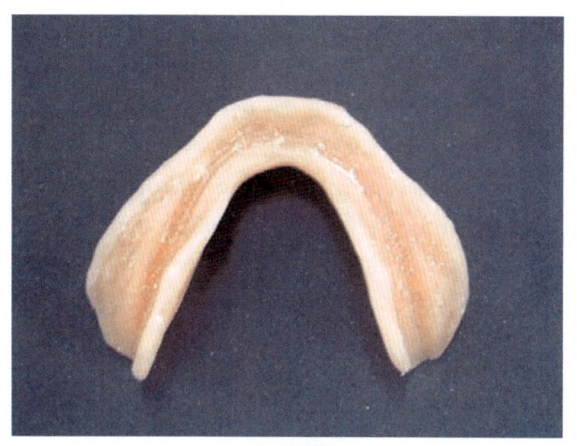

FOTO 10C. NOVO LIMITE DA PRÓTESE

Procedimentos
- moldar convenientemente a boca do paciente e obter um modelo com bastante detalhes;
- delimitar nesse modelo a futura área basal da prótese;
- promover um pequeno desgaste na superfície interna da dentadura;
- isolar o modelo com isolante para resina;
- preparar uma porção de resina acrílica de autopolimerização da cor da base da prótese antiga e aplicar tanto no modelo quanto na base da dentadura;
- com o dedo molhado em monômero, acomodar a resina até os limites desejados, mantendo a espessura ideal: cerca de 2 mm;
- aguardar a polimerização em condições ambientais, ou colocar em um aparelho de pressão – nesse caso o modelo deverá ser previamente umedecido;
- proceder ao acabamento e polimento.

Recuperação da dimensão vertical de oclusão (DVO)

Essa etapa do protocolo de tratamento consiste em alterar gradativamente a altura das próteses em uso, com a colocação do dispositivo interoclusal de terapia estético e funcional (Ditef). Esse aparelho é indicado para tratamento de pacientes portadores de prótese total com grandes alterações da dimensão vertical de oclusão (DVO), que originam atrofias e disfunções musculares, e da articulação temporomandibular e também com repercussões estéticas.

Esses aparelhos são encaixados sobre os dentes das próteses antigas (superiores ou inferiores ou ambas), e instalados no paciente; a cada sessão acrescenta-se uma nova camada de resina acrílica em sua superfície oclusal, até que as funções fisiológicas sejam restabelecidas (fotos 11a e 11b; e 12a, 12b, 12c e 12d).

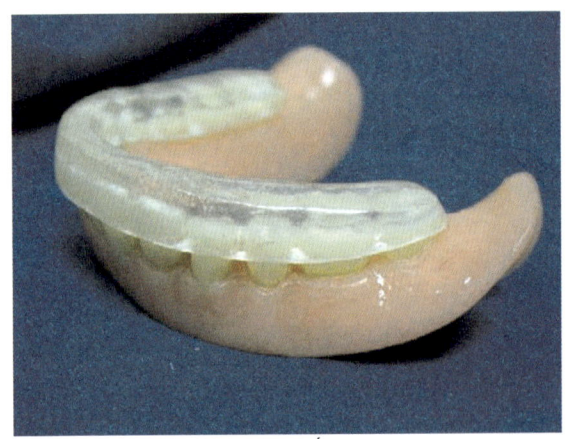

FOTO 11A. DITEF PARA A MANDÍBULA

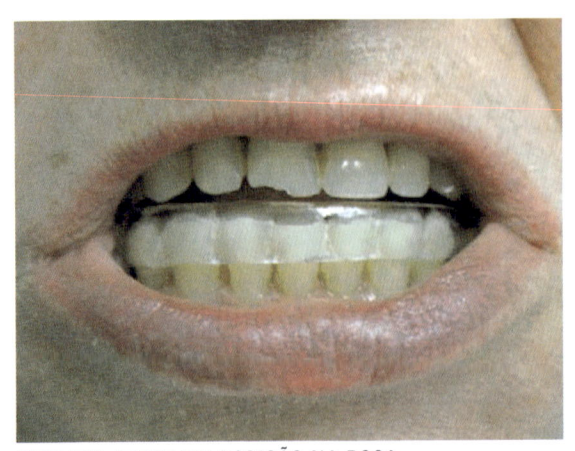

FOTO 11B. DITEF EM POSIÇÃO NA BOCA

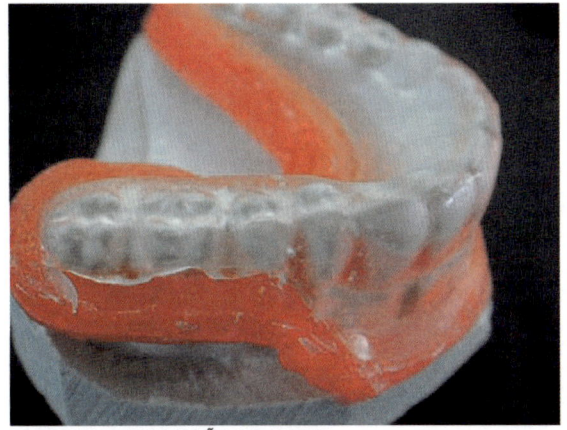

FOTO 12A. CONFECÇÃO DO DITEF

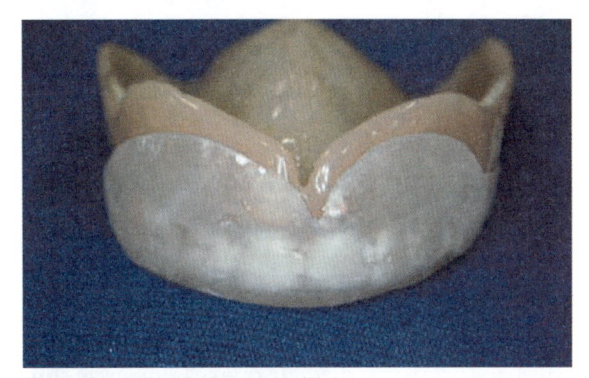

FOTO 12B. DITEF PARA A MAXILA

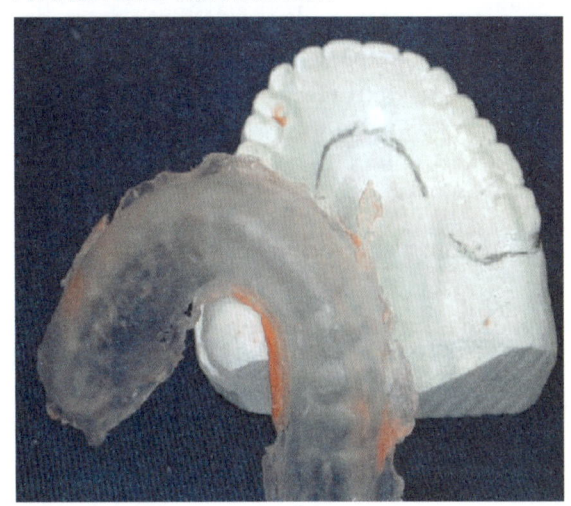

FOTO 12C. GRANDE ALTERAÇÃO DA DVO

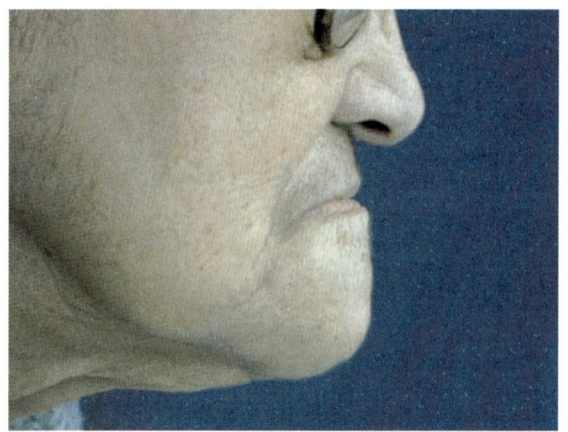

FOTO 12D. DVO EM RECUPERAÇÃO

Utilização do Ditef

Em virtude da grande dificuldade de os pacientes se adaptarem às novas próteses, com dimensões corrigidas (bem diferentes das condições antigas), esse dispositivo tem como indicação principal devolver gradualmente a DVO do paciente, como tratamento condicionante prévio à confecção da nova prótese.

Deverá ser utilizado pelo paciente logo após sua instalação, o maior número de horas possível nos primeiros dias, até que se familiarize com a nova situação. Depois, semanalmente, ou de acordo com a necessidade, novas camadas sucessivas de resina acrílica são adicionadas, enquanto as novas próteses estão sendo confeccionadas.

Para que possa ser utilizado com conforto pelo paciente, deve contemplar alguns requisitos:

- altura oclusal inicial em torno de 1 mm;
- superfícies vestibulares, linguais e oclusais, lisas, polidas e sem arestas;
- ter retenção mecânica na dentadura onde é aplicado;
- ser transparente;
- ser estável dimensionalmente.

▶ *Material e instrumentos necessários*
- resina acrílica incolor ativada quimicamente ativada;
- isolante para resina acrílica;

- cera utilidade;
- cera rosa nº 7;
- pote para resina acrílica com tampa;
- pote Dappen;
- dosador para resina, pó e líquido;
- espátula nº 36;
- espátula nº 7;
- esculpidor Le Cron;
- recipiente para fundir cera;
- lamparina de álcool comum e tipo Hannau;
- recipiente para fundir cera;
- micromotor com ponta reta e contra-ângulo;
- freza Max Cut, granulação média;
- mandril para tiras de lixas;
- tiras de lixa de papel média e fina;
- pincel para isolante;
- lápis cópia;
- lápis preto.

▶ *Técnica de confecção*
- moldar a prótese em uso do paciente indicada para o caso, com alginato, e obter o modelo com gesso pedra;
- delimitar com lápis o equador protético dos dentes por vestibular e o limite lingual ou palatino no modelo;
- preencher parte das ameias dentais com cera rosa nº 7 fundidas, para suavizar as retenções;
- aplicar sobre essa delimitação uma tira de cera utilidade, cortada na largura de 0,5 cm, fixando-a no modelo com cera fundida (encaixamento do modelo);
- isolar com isolante para resina acrílica;
- preparar a resina acrílica, utilizar em média, para cada Ditef, 10 cc de polímero e 3,5 ml de monômero, para a mistura e mais uma quantidade de monômero em um pote Dappen;
- adicionar o polímero ao monômero em um pote para resina até a saturação, espatulando suavemente para não introduzir bolhas de ar;
- tapar o pote e aguardar o início da fase plástica;

- colocar, com auxílio da espátula nº 36, algumas porções da mistura sobre o modelo, espalhando-a com o dedo indicador umedecido no monômero do Dappen; controlar, assim, a espessura da resina acrílica e ir adicionando mais porções, até que todo o Ditef esteja completado, sempre alisando a superfície com o dedo umedecido;
- polimerização; pode ser a céu aberto ou em panela de pressão hidrostática sem calor para aparelhos ortodônticos; aguardar a polimerização da resina acrílica e separar do modelo;
- realizar o acabamento e o polimento.

Moldagem preliminar ou anatômica, modelos anatômicos ou de estudo para diagnóstico e planejamento

Moldagem preliminar: para que e por quê

A moldagem preliminar ou anatômica é indicada para a obtenção de modelos que inicialmente servirão para que o dentista tenha uma visão clara das condições da área basal sobre a qual vai trabalhar, no que diz respeito às inserções musculares, tamanho e forma dos rebordos alveolares residuais, graus de retenções ósseas e presença de torus. Serve, assim, como auxiliar do diagnóstico e no prognóstico do caso. Após essa fase, será modelo de planejamento da futura prótese. Portanto, a moldagem preliminar necessitará de alguns cuidados especiais, pois disso depende muito um bom diagnóstico e, consequentemente, um planejamento adequado.

Alguns esclarecimentos sobre técnicas e materiais de moldagem utilizados na obtenção dos moldes

Para obter uma prótese funcionalmente estável, deve-se cuidar para que seus limites não interfiram com as inserções musculares. Diante disso, a técnica a ser empregada para a obtenção desses limites implica alcançar moldes em que o tecido muscular contraia e relaxe durante a moldagem, tendo-se assim uma reprodução dinâmica dos músculos que terão ação direta sobre a prótese, tanto no repouso como na função. Assim, os modelos conterão informações valiosas a respeito dos limites funcionais da futura prótese. Além disso, os detalhes anatômicos devem estar perfeitamente claros, para que se possa planejar corretamente a dentadura quanto à sua extensão e adaptação. Tais fatores são de suma importância, como pode ser visto a seguir.

Extensão da base das próteses

Fator ligado à retenção e a conservação do tecido ósseo de suporte. Quanto mais extensa a área recoberta pela base da prótese, maior será sua retenção e menor a concentração das forças mastigatórias por milímetro quadrado na superfície de suporte. Consequentemente, menor será o grau de reabsorção óssea que essa região sofrerá.

Adaptação à mucosa

Fator também diretamente relacionado com a retenção. Quanto mais íntimo o contato da base com a mucosa de suporte, maior será a retenção.

Para a escolha da técnica e do material de moldagem, é importante saber que o tecido mucoso que suportará a prótese é elástico, formado por líquido e sólido. Ao ter um ponto pressionado, esse tecido sofre deformação, ou seja, o líquido desse ponto desloca-se para zonas vizinhas e, ao ser retirada a pressão, o líquido volta a ocupar a posição anterior e a mucosa readquire sua forma natural. A essa propriedade de deslocamento de líquidos e de recuperação da forma prévia pela mucosa dá-se o nome de *resiliência*.

A técnica e material de moldagem a serem escolhidos devem levar em consideração o grau de resiliência dos tecidos, pois poderão interferir substancialmente na retenção. Se a mucosa for moldada com materiais mais fluidos, menos densos, não sofrerá deformação e o resultado será de máxima adaptação da base da prótese aos tecidos de suporte quando ela estiver em repouso na boca, isto é, sem comprimir. Por outro lado, se a mucosa for moldada com técnica ou materiais menos fluídos, mais densos, compressivos, os tecidos sofrerão deformação durante a moldagem e, nesse caso, ao cessar a ação da pressão, a forma anterior da mucosa será recuperada e a base da dentadura perderá sua adaptação.

Pelo exposto, a seleção do material e da técnica de moldagem a serem empregados deverá considerar cada caso a ser tratado. Lembre-se ainda que as condições da mucosa podem diferir de região para região na mesma boca, podendo ter também espessuras e resiliências distintas.

Entre os materiais de moldagem utilizados nessa etapa para a obtenção de moldes (imagem em negativo) preliminares ou anatômicos, citam-se:

- *rígidos:* compreendem a Godiva em placas e em bastões (hoje, com uso bastante restrito nas faculdades, por causa da questão da biossegurança);
- *elásticos:* compreendem os hidrocoloides irreversíveis (alginatos) e os silicones (densos e fluidos);
- *plásticos:* cera utilidade (material que serve de base para a individualização de moldeiras de estoque nas moldagens mistas com alginato).

Técnica de moldagem preliminar

Utiliza-se preferencialmente a técnica de moldagem com individualização da moldeira de estoque com cera utilidade e moldagem com alginato. Recomenda-se o uso de moldeiras lisas ou perfuradas, modelo HDR (sigla de professor Heraldo Dias Ribeiro), por possuírem desenho muito aproximado da área basal anatômica e permitirem facilmente a modificação de seus bordos para adequar às diversas situações de formas e inclinações dos rebordos. Elas garantem uniformidade de espessura do material de moldagem, minimizando assim as alterações dimensionais às quais estão sujeitos os moldes de alginato (foto 13).

Procedimentos
- posicionar corretamente o paciente na cadeira odontológica:
1. *Maxila:* deve ficar paralela ao solo, e a boca do paciente na altura do cotovelo do dentista. A introdução e a centralização da moldeira são feitas pela frente e à direita do paciente, e o aprofundamento, a dinâmica e a manutenção, por trás e à direita, utilizando os dedos indicadores e médios de ambas as mãos.

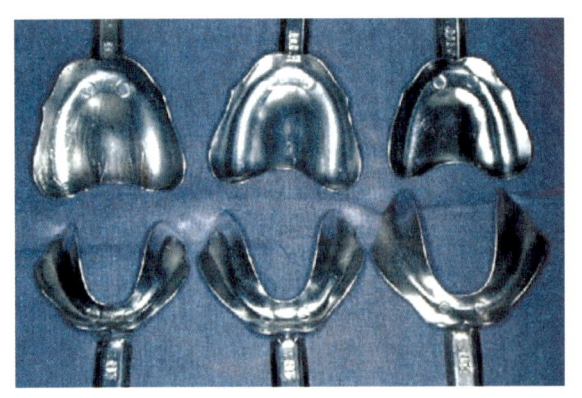

FOTO 13. JOGO DE MOLDEIRAS LISA PARA DESDENTADOS

2. *Mandíbula:* deve ficar paralela ao solo, e a boca do paciente mais alta, próxima do ombro do dentista. Todas as etapas da moldagem são feitas à frente e à direita, e para o aprofundamento, a dinâmica e a manutenção utilizam-se os dedos indicadores sobre a moldeira e os polegares no mento do paciente.

- selecionar o tamanho e forma da moldeira, e recortar uma lâmina de cera no seu maior eixo em três partes; plastificar uma delas, dando-lhe forma esférica. Colocar no centro da moldeira para a maxila e levar à boca do paciente, pressionando-a contra o palato (foto 14).

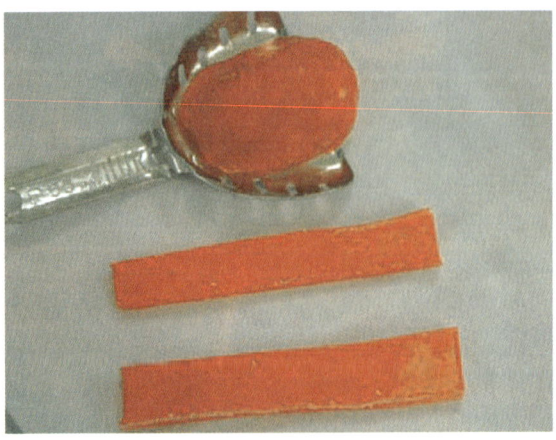

FOTO 14. MODELAGEM DO PALATO

- remover, analisar, esfriar e, em seguida, completar as bordas com as outras partes da cera, plastificando e levando à boca do paciente (fotos 15a, 15b e 15c). Remover em seguida, analisar o resulta-

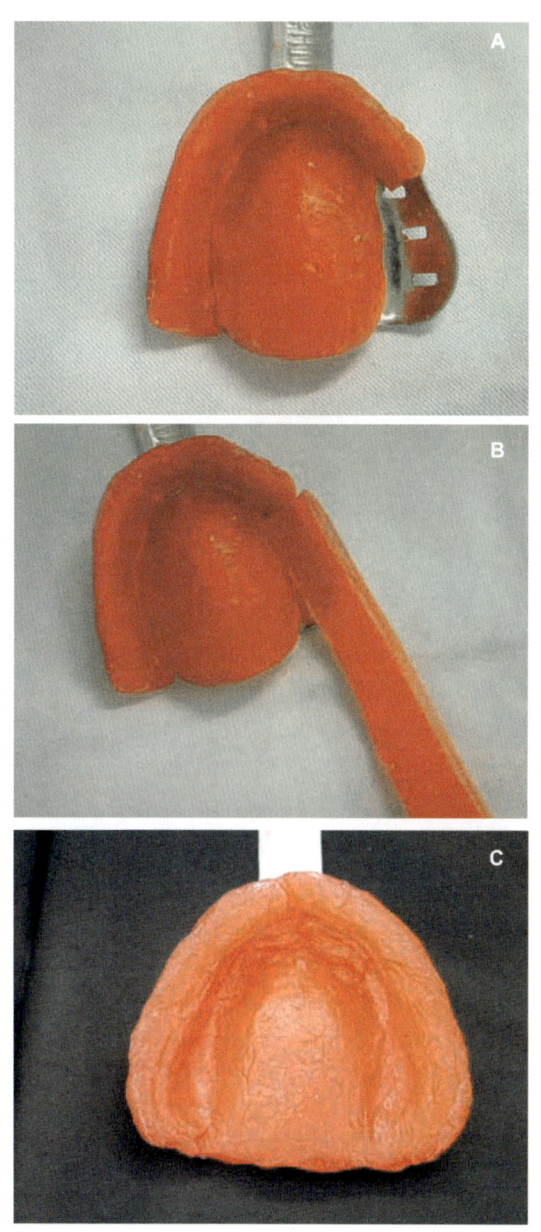

FOTOS 15A, 15B E 15C. MODELAGEM COMPLETADA

do e flambar agora todo o molde; levar novamente à boca do paciente para corrigir os defeitos. O processo para a mandíbula é semelhante, com a diferença que a primeira parte de cera a ser coloca deverá ter forma de cilindro (foto 16).

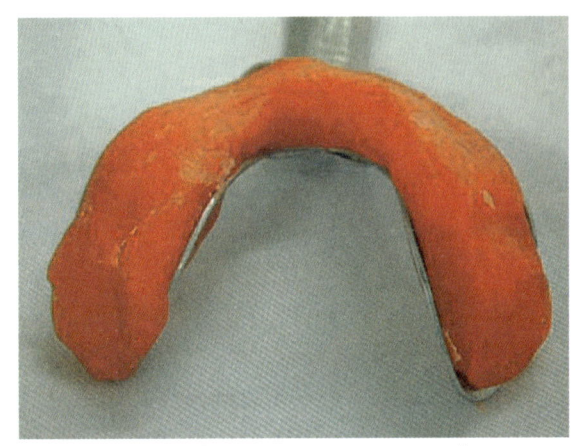

FOTO 16. COLOCAÇÃO DA CERA PARA A MANDÍBULA

- após essa individualização, promover ranhuras na cera seca e aplicar, esfregando um chumaço de algodão para criar algumas retenções para o alginato (fotos 16a e 16b).

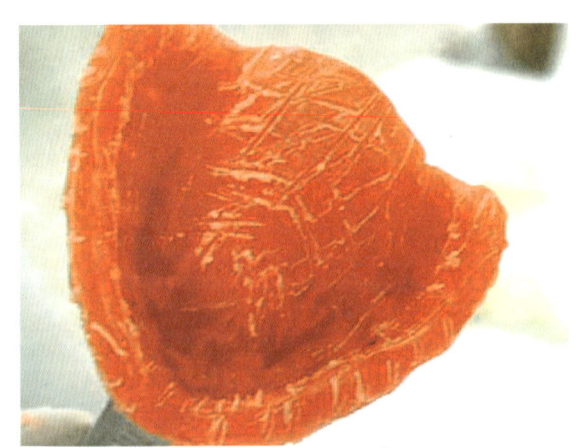

FOTO 16A. RANHURAS PARA RETENÇÃO

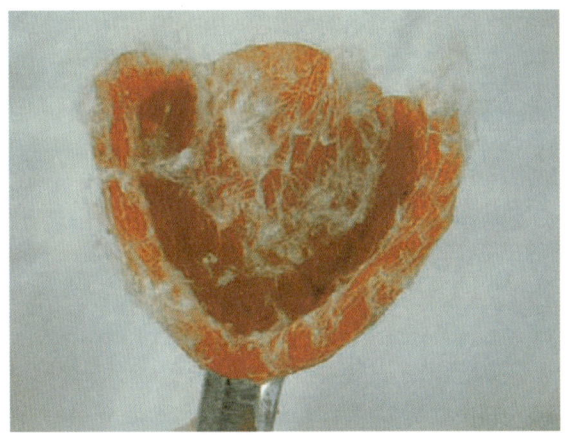

FOTO 16B. RETENÇÃO PARA O ALGINATO

- preparar uma porção de alginato pouco mais fluido do que o normal, carregar a moldeira e moldar. Após a geleificação do alginato, retirar da boca do paciente, lavar analisar e obter o modelo preliminar (foto 17).

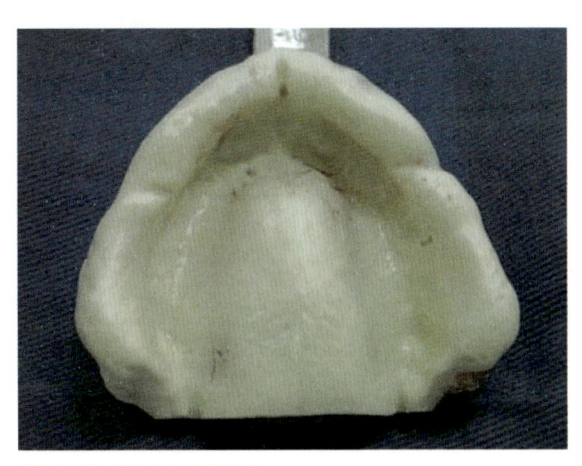

FOTO 17. MOLDE OBTIDO

Obtenção do modelo anatômico ou de diagnóstico

Após a realização da moldagem preliminar da maxila e da mandíbula, segue-se o preenchimento dos moldes e obtenção dos modelos respectivos. Antes, porém, eles deverão passar por uma lavagem em água corrente e desinfecção por atrição ou imersão em uma solução de hipoclorito de sódio a 1%.[5]

A confecção dos modelos deve ser feita o mais rápido possível, para minimizar a alteração dimensional que pode ocorrer com o molde. Caso isso não possa ser feito, após a lavagem e a desinfecção, o molde deverá ser acondicionado em uma câmara umidificadora, com umidade relativa do ar 100%, até que ele seja preenchido com gesso (fotos 18a e 18b).

O modelo preliminar ou de estudo pode ser feito com gesso comum (Paris), pois não necessita de grande resistência, tendo em vista que será usado apenas para diagnóstico, planejamento e construção das moldeiras individuais.

Material e instrumental necessários

- gesso comum de boa qualidade:
  a) maxila: 100 g de gesso, 50 ml de água;
  b) mandíbula: 150 g de gesso, 75 ml de água;
- cubeta e espátula para gesso;
- placa de vidro ou azulejo;
- vibrador elétrico;
- lamparina de álcool;
- espátulas Le Cron e nº 7;
- cera utilidade.

---

[5] Resolução nº 27, Secretaria do Estado da Saúde de São Paulo, Coordenação dos Institutos de Pesquisa, Centro de Vigilância Sanitária. Publicada em 28-2-2007.

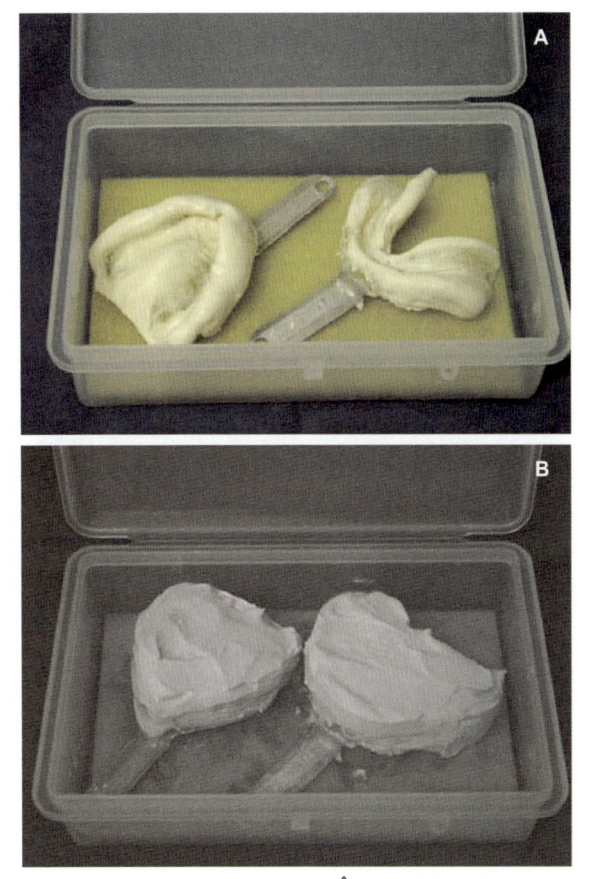

FOTOS 18A E 18B. MOLDES NA CÂMARA UMIDIFICADORA

Preenchimento do molde (obtenção do modelo)

- no molde da mandíbula, pode-se preencher o espaço correspondente ao da língua com cera utilidade ou guardanapo de papel dobrado e umedecido;
- espatular a quantidade adequada de gesso para cada molde;
- vibrar o gesso espatulado, colocando por alguns minutos a cubeta (grau) de borracha sobre o vibrador;
- segurar o molde sobre o vibrador e adicionar pequena porção de gesso na região mais elevada, fazendo-a escoar para a região mais profunda;

- outras porções são, pouco a pouco, agregadas até que toda a área útil do molde seja preenchida, interrompendo-se a vibração;
- completar o corpo do modelo e aguardar a presa do gesso;
- após a presa, separar o modelo do molde com cuidado para não danificá-lo.

> **OBSERVAÇÕES**
>
> 1. os modelos na fase inicial de confecção não devem ser emborcados (virados de cabeça para baixo);
> 2. a presa do gesso deve ser guardada numa câmara umidificadora (ver foto 18b);
> 3. para a separação do modelo do molde, se o material de moldagem for o alginato, aconselha-se umedecer o conjunto, pois o alginato, após a geleificação, passa por um processo de sinérise, tornando-se rígido, podendo danificar o modelo no momento da separação.

Planejamento clínico e protético 4

Todo tratamento odontológico deve ser precedido de planejamento criterioso e, como não poderia deixar de ser, a prótese total não foge à regra.

O planejamento clínico consiste basicamente em determinar os limites da área basal, isto é, o tamanho da área de suporte da dentadura, bem como as condições de resiliência da mucosa mastigatória e da necessidade ou não dos alívios, para que se possam indicar a técnica e o material de moldagem para o caso apresentado. Essas tarefas devem ficar a cargo do cirurgião-dentista, pois somente ele pode verificar as particularidades anatômicas da boca do paciente.

O planejamento protético corresponde à confecção da moldeira individual e fica a cargo do técnico em prótese dentária. Cabe ressaltar, no entanto, que a inter-relação desses dois profissionais, com constantes trocas de informações, é fundamental para o sucesso do trabalho.

Planejamento clínico

Como vimos, essa tarefa é de competência do cirurgião-dentista, cabendo-lhe verificar as condições da mucosa (sua resiliência e sua espessura na área de suporte da prótese) e também a avaliação de sua normalidade.

Esse planejamento deve seguir a seguinte ordem:
- delimitação da área da base da prótese;
- áreas de alívios: suas localizações, seus limites e espessuras;
- áreas de compressão: suas localizações, seus limites e espessura;
- escolha da técnica de moldagem funcional.

Delimitação da área basal

Os limites das dentaduras são assinalados nos modelos de planejamento da maxila e mandíbula, com auxílio de um lápis preto nº 2 ou lápis cópia. Para essa delimitação é necessário que o cirurgião-dentista esteja familiarizado com a anatomia e a fisiologia da musculatura para protética, ou seja, as inserções musculares que mantêm relação de proximidade com a borda da prótese, que deverão ser contornadas para que não causem desestabilização das próteses quando em função, e também não sejam traumatizadas se recobertas.

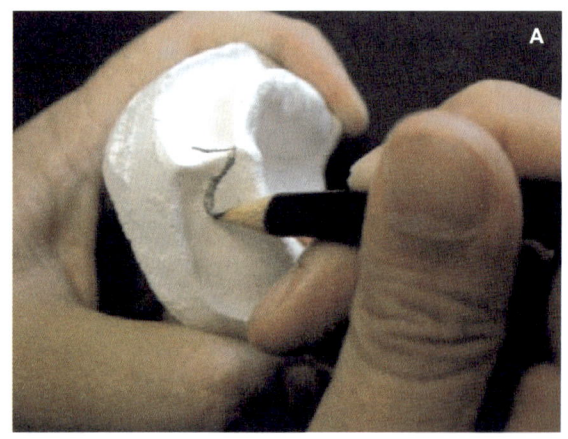

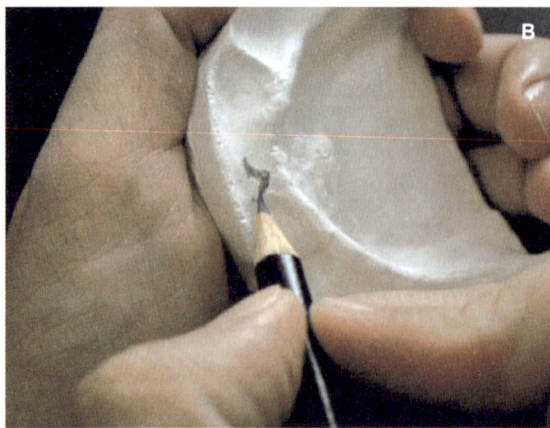

FOTOS 19A E 19B. DELIMITAÇÃO DAS ÁREAS BASAIS DA MAXILA E MANDÍBULA

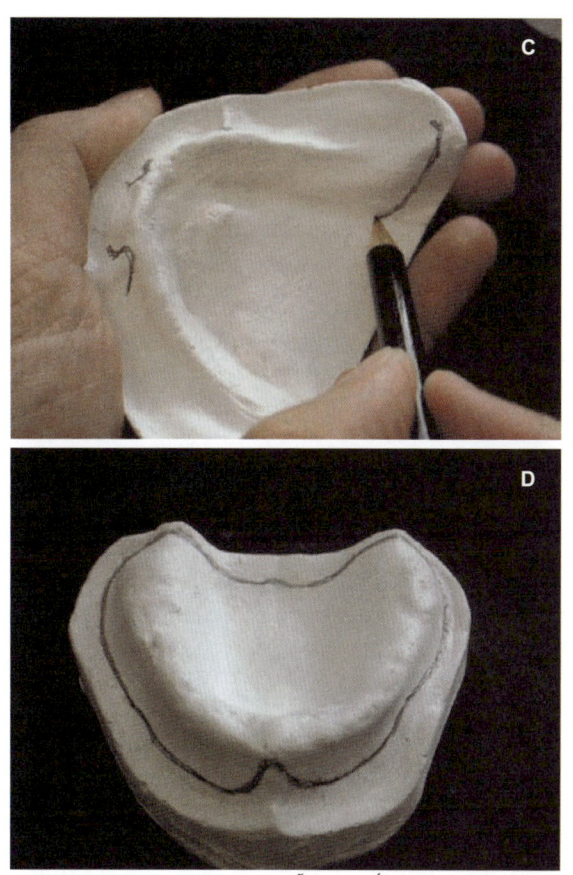

FOTOS 19C E 19D. DELIMITAÇÃO DAS ÁREAS BASAIS DA MAXILA E MANDÍBULA

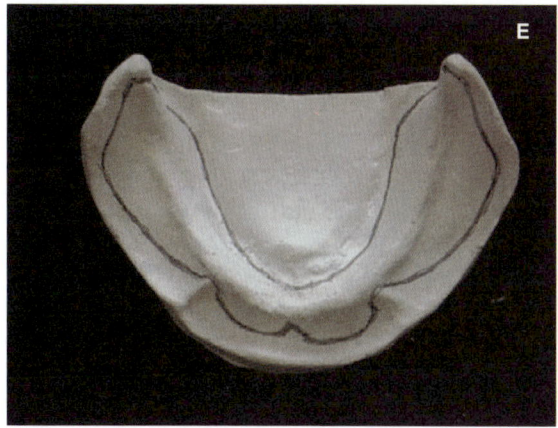

FOTO 19E. DELIMITAÇÃO DAS ÁREAS BASAIS DA MAXILA E MANDÍBULA

Os limites deverão ser dinâmicos, isto é, os tecidos mucoso e muscular que circundam as próteses devem poder desenvolver suas atividades funcionais sem impedimentos. Portanto, o simples desenho feito sobre os modelos não permite tal grau de avaliação, pois os modelos nos fornecem uma visão estática, por vezes insuficiente e não tão clara. Para contornar essas dificuldades, necessita-se ter um modelo preliminar que mostre uma área bastante ampla. Desta, seleciona-se, anatomicamente, a área mais adequada, e daí confeccionam-se moldeiras individuais, que, levadas à boca do paciente, permitem ao dentista o ajuste dos limites funcionais.

Áreas ou zonas de alívios

São regiões da área basal na maxila ou na mandíbula, que por motivos específicos necessitam ser aliviadas, isto é, ter sobre elas uma intensidade menor de carga mastigatória. Essas zonas podem estar localizadas em diversas regiões, por exemplo: crista óssea alveolar; forâmens palatinos e mentonianos; e também, na sutura ou rafe palatina. Somente com um exame clínico cuidadoso o dentista será capaz de avaliar a necessidade de alívios em alguma dessas regiões, e também seus limites e espessuras.

Alívios dos forâmens

As áreas localizadas sobre os forâmens geralmente são aliviadas para propiciar maior conforto ao paciente. Por esses forâmens emergem nervos e vasos sanguíneos que, se pressionados excessivamente, podem ocasionar aumento da sensibilidade e consequente desconforto. Além disso, poderão também apresentar dificuldades na irrigação sanguínea, resultando em inflamação e/ou desnutrição da mucosa mastigatória.

Alívio de fibromucosa flácida

Essas áreas de mucosas flácidas geralmente têm necessidade de alívios e o motivo principal é a estabilidade das próteses. As mucosas

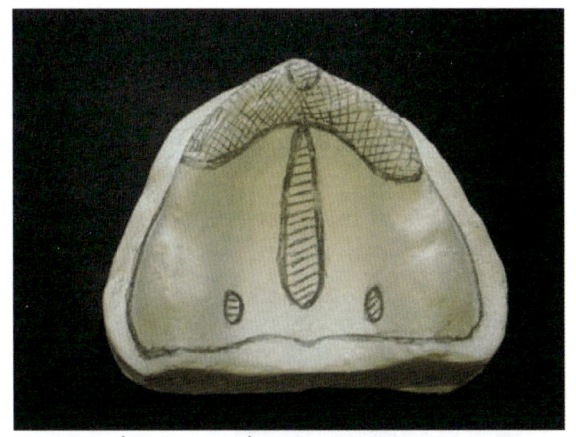

FOTO 20A. ÁREAS DE ALÍVIO DA MAXILA

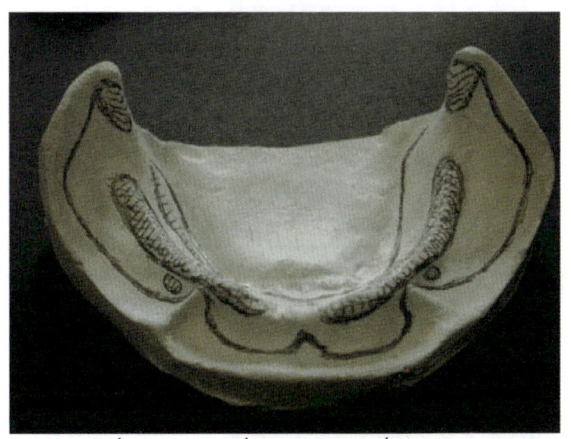

FOTO 20B. ÁREAS DE ALÍVIO DA MANDÍBULA

muito flácidas, localizadas sobre a crista dos rebordos alveolares, ao serem pressionadas durante a mastigação, deformam-se com facilidade e, por isso, frequentemente ocasionam a desestabilização das próteses.

Alívios de regiões ósseas

Essas áreas referem-se aos torus palatinos ou mandibulares, discretos, e à sutura ou rafe palatina, quando proeminente na abóbada palatina. Essas entidades, via de regra, quando presentes, são recobertas por mucosa mastigatória extremamente fina e aderida, bem diferente das regiões circunvizinhas, que sofrem maiores deformações quando pressionadas. Por causa das deformações dessas regiões, a prótese terá um fulcro de alavanca sobre o torus, que a desestabilizará. Além disso, o apoio se dará basicamente sobre o torus ou a rafe, o que também poderá causar ferimentos na fibromucosa, em virtude da grande concentração de força nessa pequena área (fotos 20a e 20b, e 21a e 21b).

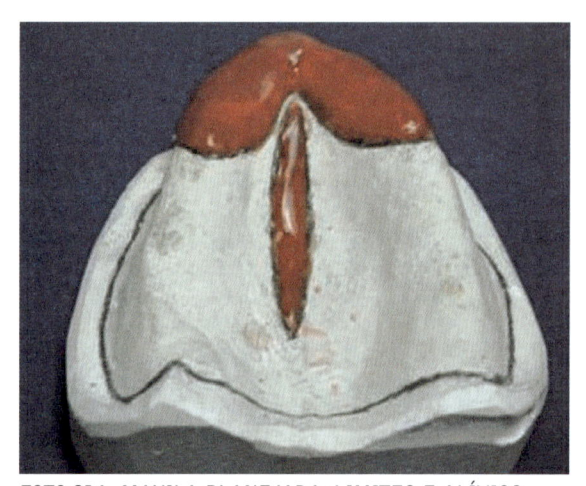

FOTO 21A. MAXILA PLANEJADA: LIMITES E ALÍVIOS

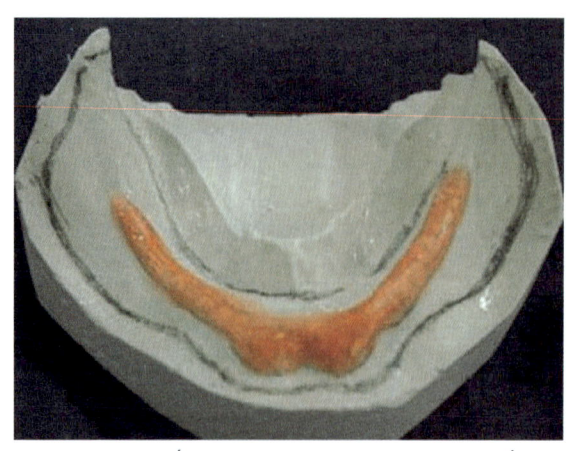

FOTO 21B. MANDÍBULA PLANEJADA: LIMITES E ALÍVIOS

Áreas de compressão

Ao contrário dos alívios, são zonas que deverão receber uma pressão pouco maior que as demais regiões da área basal. Elas estariam localizadas na região do sulco vestibular ou fórnice na maxila, e na mandíbula, tanto por vestibular como por lingual, correspondendo à região interna e à borda nas dentaduras. São denominadas na literatura zona de selamento periférico, em que haveria aumento na pressão exercida na dentadura impedindo a entrada de ar entre a base da prótese e a fibromucosa, garantindo assim a retenção. Tal conceito não nos convence, pelo simples fato de essa área localizar-se exclusivamente em locais em que a mucosa de revestimento é formada por uma única e fina camada de células epiteliais, o que, por si só, já seria uma contraindicação do aumento de pressão. Além disso, são locais de alta sensibilidade dolorosa quando pressionados, o que tornaria quase impossível a utilização das próteses pelos pacientes.

A nosso ver, as regiões da área basal das próteses totais que podem sofrer aumento da pressão seriam aquelas em que predominam a mucosa mastigatória. Mesmo assim, essa mucosa deveria ter uma espessura que a permitisse deformar-se, ou ser lisa e dura firmemente aderida ao osso basal, ou, ainda, possuir uma submucosa rica em tecido conjuntivo. Portanto, a manobra de selamento mecânico feita durante as moldagens funcionais só teria indicação na região posterior da maxila, em que tais situações podem ser encontradas. Sua localização específica seria ainda sobre o palato duro, na sua divisão com o palato mole, local também conhecido como região do selamento posterior (*post damming*) (fotos 22a e 22b).

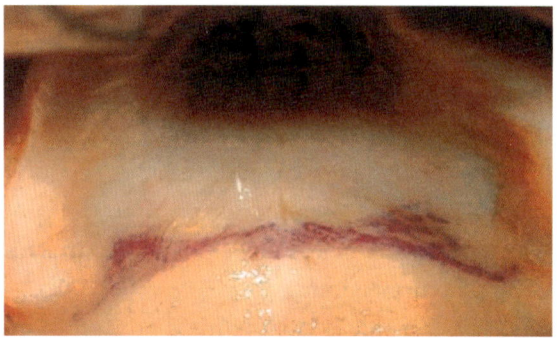

FOTO 22A. REGIÃO DO SELAMENTO POSTERIOR (*POST DAMMING*)

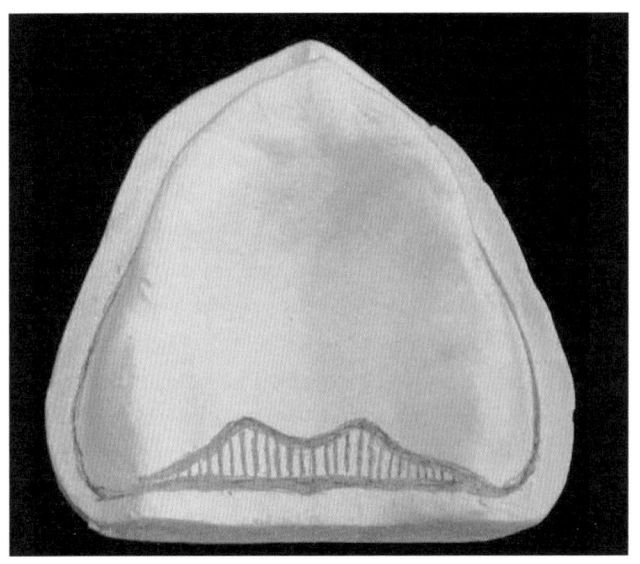

FOTO 22B. NO MODELO

Planejamento protético

Essa tarefa é de competência do técnico em prótese dentária, que compreende a construção de uma moldeira individual nos limites da área basal, com espessura adequada dos bordos e contendo os alívios exigidos para o caso. Em síntese, planejar proteticamente uma dentadura implica confeccionar uma moldeira individual que servirá como instrumento para o dentista determinar com maior exatidão os limites da área da futura dentadura, estabelecer com precisão a espessura das bordas da prótese e moldar a mucosa com pressões seletivas de acordo com o planejamento clínico de cada caso.

As moldeiras individuais e sua importância

O bom resultado na obtenção de um molde funcional depende da qualidade da moldeira individual, que corresponde à reprodução precisa de toda a área basal dos maxilares no estado de função em suas três dimensões (comprimento, largura e altura).

Existem vários materiais e técnicas destinados à confecção de moldeiras individuais. O intuito deste livro não é analisar e discutir cada um deles, mas dar indicações sobre seleção de materiais e métodos capazes de tornar simples, coerente, rápida, segura e econômica essa operação. Para tanto, na construção de uma moldeira individual, alguns princípios fundamentais devem ser seguidos.

Requisitos de confecção

- *Transparência:* antes mesmo da conclusão da prótese, o dentista pode detectar possíveis áreas de compressão indesejada: pressionando a moldeira ainda vazia na boca do paciente, ele visualiza áreas em que a mucosa se apresenta isquêmica, denotando compressão exagerada, que pode ser aliviada antes mesmo da moldagem funcional. A moldeira transparente também facilita a tarefa de delimitar a área basal da dentadura, pois as inserções e os tecidos móveis ficam visíveis e, caso haja interferências, tornam-se isquêmicos quando se movimentam.
- *Estabilidade dimensional:* uma das finalidades da moldeira individual é obter um molde com maior fidelidade possível às condições atuais da área de suporte da dentadura. Portanto, se sofrerem alterações em suas dimensões desde o momento de sua confecção até sua utilização, provavelmente não terão a qualidade desejada, e também o planejamento clínico das condições da fibromucosa estará alterado.
- *Rigidez:* a moldeira individual deverá ter uma espessura que lhe confira resistência suficiente para que não sofra deformações durante a moldagem. Essa espessura deverá ser aproximadamente de 2 mm, e nas bordas poderá atingir 3 mm ou mais, dependendo da perda óssea ocorrida em cada região.
- *Bordas lisas e arredondadas:* o acabamento das bordas deve ser arredondado e liso, pois, além de imitar a forma do fundo sulco vestibular que corresponde à região do limite da dentadura, permite o escoamento do material de moldagem nessa região, colaborando no vedamento periférico biomecânico e ajudando na determinação da espessura das bordas da futura prótese.
- *Tempo de trabalho e custo:* os materiais e técnicas selecionados devem permitir uma confecção fácil, rápida, segura e econômica da moldeira

individual. Portanto, é preciso que essas técnicas abreviem o tempo de trabalho e sejam de baixo custo. No entanto, cabe salientar que a observância desse princípio não deve superar o da qualidade do resultado final.

Material e instrumentos necessários
- resina acrílica incolor de autopolimerização;
- isolante para resina acrílica;
- cera rosa nº 7;
- pote para resina acrílica com tampa;
- pote Dappen;
- medidor para resina;
- espátula nº 36;
- espátula nº 7;
- Le Cron;
- micromotor ou motor de chicote;
- pedras montadas para resina;
- mandril para tiras de lixa;
- lamparina de álcool;
- lápis cópia ou lápis preto B;
- tiras de lixa para madeira média e fina;
- pincel para isolante.

Técnica
Adaptação da resina acrílica na fase plástica sobre o modelo planejado.

Procedimentos
- delimitar a área basal, no modelo preliminar ou de estudo, com lápis cópia ou preto B;
- promover os alívios, se necessários, com camadas de cera rosa nº 7, sobre as regiões previamente definidas no planejamento clínico;
- isolar o modelo com isolante para resina acrílica e deixar secar;
- preparar a resina acrílica incolor; utilizar em média, para cada moldeira, 21 cc de polímero e 7 ml de monômero para a mistura, e mais uma quantidade de monômero em um pote Dappen;
- adicionar o pó ao líquido em um pote com tampa até a saturação, espatulando suavemente para não incorporar bolhas de ar;

- tapar o pote e aguardar o início da fase plástica;
- colocar, com o auxílio da espátula nº 36, algumas porções da mistura sobre o modelo, espalhando-a com o dedo indicador umedecido no líquido colocado no Dappen; controlar, assim, a espessura da resina acrílica e ir adicionando mais porções, até que toda a moldeira esteja completada, sempre alisando a superfície com o dedo umedecido;
- com a sobra de resina no pote, construir um cabo, que deverá ter forma quadrangular, com 1,5 cm de comprimento por 1 cm de largura e 0,5 cm de espessura;
- fixar o cabo sobre a crista do rebordo alveolar, no centro da região anterior, ligeiramente inclinado para a vestibular (a fixação do cabo na moldeira é feita ainda com a resina na fase plástica, molhando-se uma de suas extremidades e o local de aplicação com o monômero);
- aguardar a polimerização total da resina acrílica; após o resfriamento, remover a moldeira individual do modelo com um Le Cron;
- proceder o acabamento, que consiste no recorte dos excessos, arredondamento dos bordos e polimento (fotos 23a, 23b e 23c).

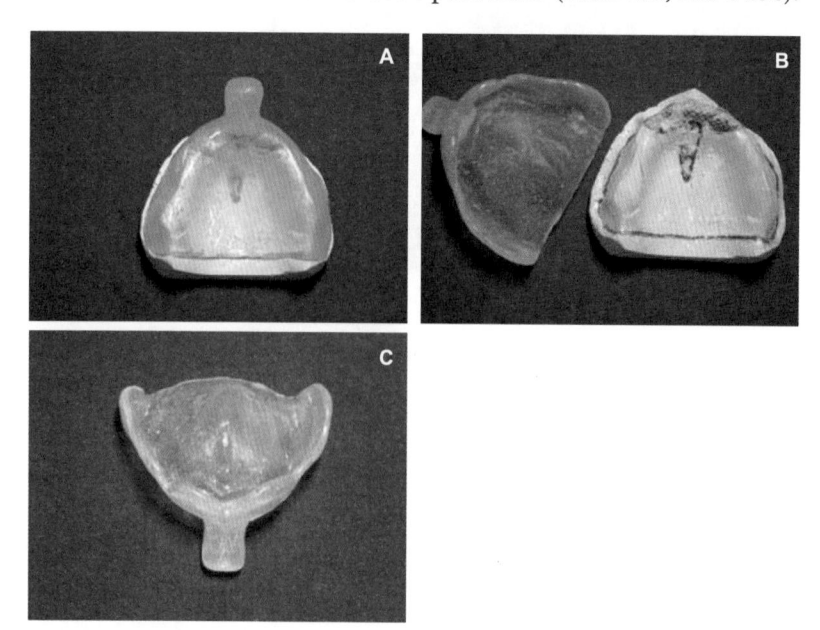

FOTOS 23A, 23B E 23C. MOLDEIRAS INDIVIDUAIS PARA A MAXILA

OBSERVAÇÕES

No caso de moldeira individual para a mandíbula, a técnica é a mesma, variando apenas pela colocação de dois batoques ou apoios sobre a crista do rebordo alveolar, na região do primeiro molar. Esses batoques devem ter 1 cm de altura e 0,5 cm de largura e espessura, e são de grande valia durante o ajuste na boca do paciente, pois permitem o movimento da língua para fora e para os lados, facilitando a visualização da relação da borda da moldeira com o assoalho da boca; e permite, durante a moldagem, um aprofundamento uniforme da moldeira, e mantendo os dedos do dentista afastados do material de moldagem. O cabo na região anterior, colocado depois de concluído o ajuste e antes da moldagem funcional, auxiliará a introdução da moldeira na boca do paciente (fotos 24a, 24b e 24c).

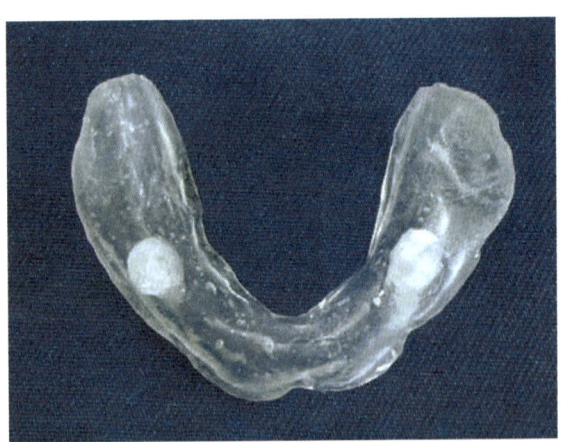

FOTO 24A. MOLDEIRA SEM O CABO ANTERIOR PARA VERIFICAÇÃO DA ÁREA BASAL

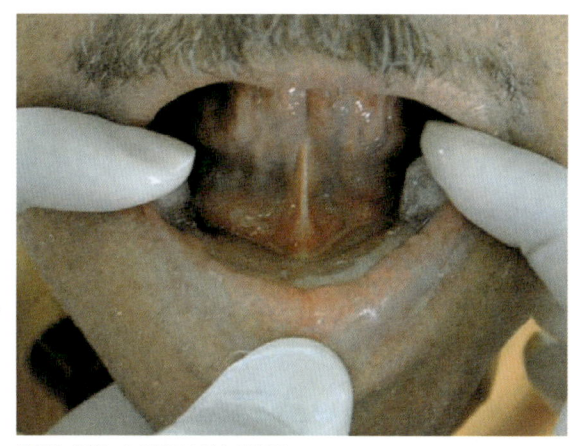

FOTO 24B. AJUSTE NA BOCA

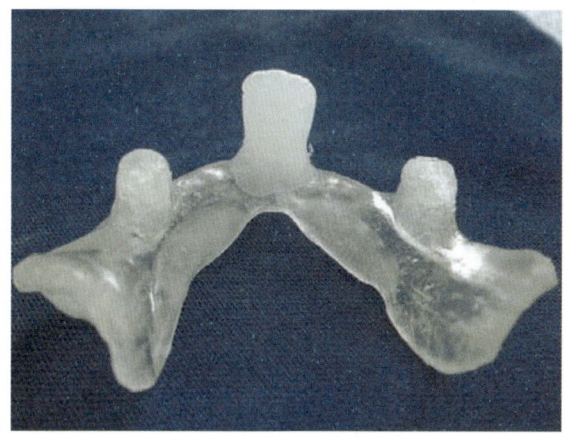

FOTO 24C. PRONTA PARA A MOLDAGEM

Moldagem funcional e modelo de trabalho 5

Após a confecção da moldeira individual é feita a moldagem funcional, da qual se obtém um molde da boca do paciente, que, após ser preenchido com gesso, dá origem ao modelo de trabalho ou definitivo. Há grandes diferenças entre esse modelo e o modelo anatômico: enquanto este último visa o diagnóstico e o planejamento, o modelo de trabalho é usado para a conclusão da prótese.

Moldar funcionalmente uma boca em prótese total significa copiar as regiões de mucosa mastigatória e mucosa de revestimento com as deformações que elas sofreriam se o paciente estivesse utilizando a prótese total em uma mastigação.

As deformações que ocorrem na fibromucosa durante as funções da dentadura, por vezes, podem ocasionar sua desestabilização. Para que isso não ocorra, a moldagem funcional, que é tarefa do cirurgião dentista, deve ser precedida do planejamento clínico, no qual a mucosa da área basal da futura dentadura é analisada quanto à sua capacidade de deformação e os locais em que isso pode ocorrer, a fim de que as áreas que deverão ou não ser aliviadas sejam registradas na moldeira individual, e minimize-se, assim, a possibilidade da perda de estabilidade.

Segundo Pleasure,[6] a moldagem funcional é aquela que transmite pressão controlada sobre regiões preestabelecidas da fibromucosa da área basal.

Para nós, a moldagem funcional, como diz o próprio nome, é aquela que tenta simular o que ocorre em cada boca em relação a sua fibromucosa, se estivesse usando funcionalmente uma prótese, ou seja, mastigando e deglutindo.

---

[6] Pleasure (1964)

Princípios básicos

As moldagens funcionais devem ser norteadas pelos seguintes princípios:
- reproduzir toda área basal no estado de função;
- moldar com fidelidade as estruturas anatômicas da área basal;
- promover o vedamento biomecânico das bordas das próteses;
- definir a espessura das bordas da prótese.

Classificação das moldagens

As moldagens são classificadas basicamente, de acordo com sua técnica, pela pressão que exercerão sobre os tecidos de suporte, em: compressivas, seletivas e mínima pressão.

Técnica compressiva

Indicada nos casos em que o revestimento da área basal:
- tenha mucosa uniforme e pouco espessa;
- tenha textura lisa e dura, pouca compressibilidade (pouca deformação).

Na técnica de moldagem compressiva, necessitamos ter uma moldeira individual totalmente adaptada ao modelo de estudo e, consequentemente, à boca do paciente, e o material de moldagem terá uma fina camada.

Técnica seletiva

Indicada nos casos em que o revestimento da área basal tenha, concomitantemente, mucosa irregular, mista, lisa e dura; e resiliente e/ou flácida.

Na técnica de moldagem seletiva, necessita-se de uma moldeira individual aliviada nas regiões em que a deformação da mucosa não é desejada, e adaptada onde a pressão de moldagem não interfere no resultado. O material de moldagem terá uma fina camada na área adaptada e maior espessura na área aliviada.

Técnica mínima pressão

Indicada quando o revestimento da área basal tenha mucosa flácida generalizada.

Na técnica de moldagem com mínima pressão, necessita-se de uma moldeira individual totalmente aliviada no modelo de estudo e, consequentemente, na boca do paciente; e o material de moldagem terá em toda área basal uma camada espessa.

Como visto, para que o resultado de uma moldagem funcional seja o mais satisfatório possível é necessário que o protesista tenha feito um excelente exame e um planejamento clínico adequado ao caso, isto é, tenha verificado o tipo de fibromucosa para avaliar a necessidade ou não de promover alívios, indicando o tipo de moldagem a ser feita.

Materiais de moldagem

Existem basicamente quatro tipos de materiais de moldagem que geralmente são indicados. Três deles são classificados como elastômeros (elásticos), e um como rígido (anelástico).
▶ *Elastômericos*
- silicones de adição ou condensação;
- mercaptanas;
- poliésteres.

▶ *Rígidos*
- pasta de óxido de zinco e eugenol.

Esses materiais possuem propriedade específicas que podem ser úteis para uma ou outra técnica de moldagem. Porém, a pasta de óxido de zinco e eugenol é o material que tem maior indicação entre eles. Algumas de suas propriedades como a hidrofilia, o grande escoamento, a alta adesividade à moldeira, o tempo de trabalho controlável, o baixo custo e a capacidade de moldar em finas camadas o colocam como um material que pode ser utilizado em qualquer das três técnicas de moldagem funcional: a compressiva, a seletiva ou a de mínima pressão. Basta para isso identificar a qualidade da mucosa e planejar e confeccionar corretamente a moldeira individual (fotos 25a, 25b, 25c, 25d e 25e).

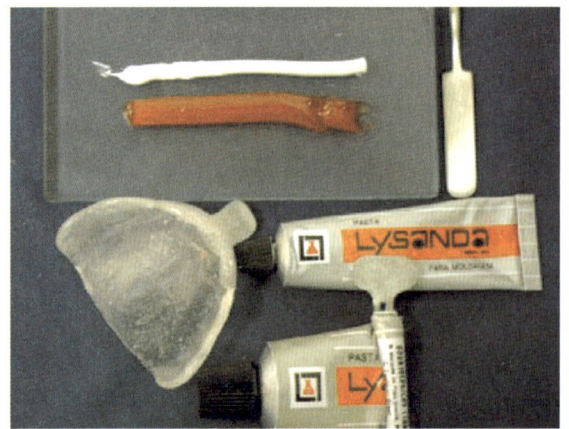

FOTO 25A. PREPARAÇÃO PARA A MOLDAGEM

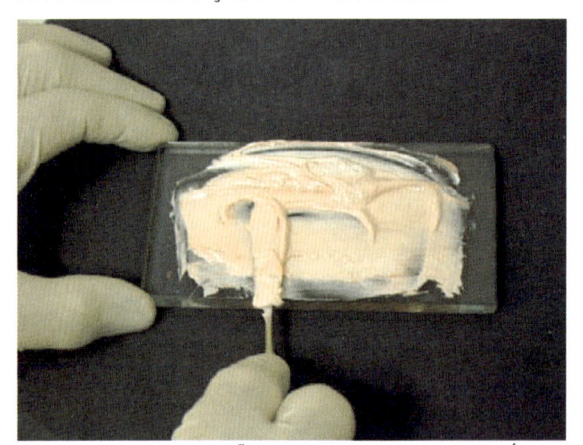

FOTO 25B. ESPATULAÇÃO DA PASTA ZINCO-EUGENÓLICA

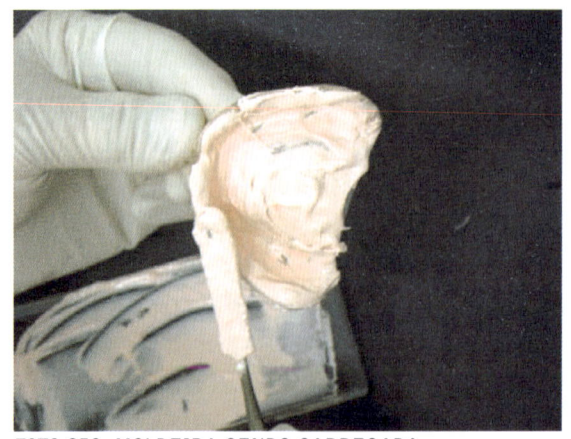

FOTO 25C. MOLDEIRA SENDO CARREGADA

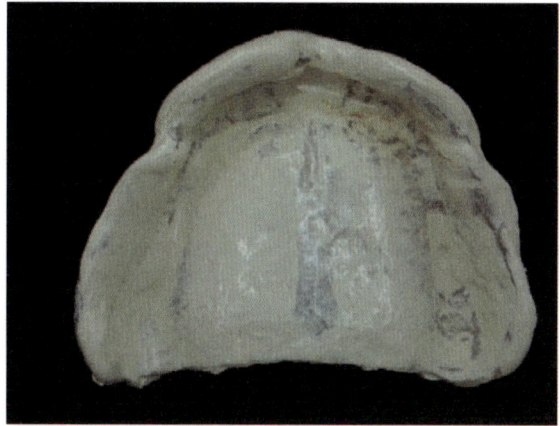

FOTO 25D. EXAME DO MOLDE OBTIDO

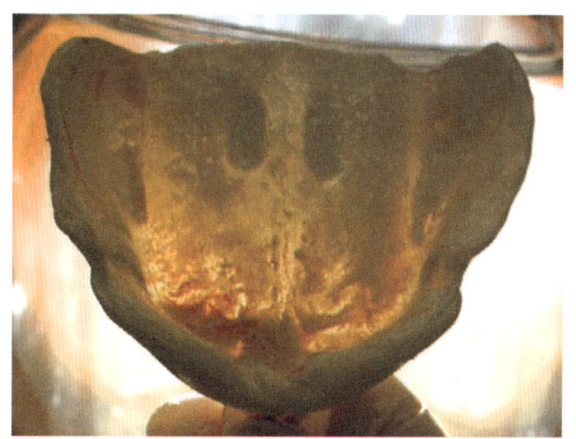

FOTO 25E. EXAME DO PLANEJAMENTO POR MEIO DE TRANSILUMINAÇÃO

A moldagem propriamente dita

Após a definição da técnica a ser empregada e a moldeira individual confeccionada em laboratório, segundo o planejamento exigido pelo caso, inicia-se a etapa de moldagem funcional propriamente dita:
- a moldeira individual deverá ser levada ainda vazia à boca do paciente para se conferir o planejamento, ou seja, seus limites funcionais, sua adaptação e os alívios, se houver. Essa etapa deve ser desenvolvida com o paciente posicionado convenientemente na cadeira odontológica;

- em uma placa de vidro limpa e seca, colocar quantidade suficiente de pasta de óxido de zinco e eugenol (pasta base e catalisador em comprimentos iguais), espatulando a mistura vigorosamente por cerca de 1 minuto, até adquirir coloração uniforme; em seguida carregar uniformemente a moldeira com a pasta e levar à boca do paciente;
- centralizar a moldeira e logo em seguida pressioná-la de encontro aos rebordos alveolares, com força semelhante àquela que o paciente deverá executar quando for mastigar;
- manter essa pressão e a moldeira estabilizada, e movimentar os tecidos moles, para a moldagem de suas bordas;
- aguardar a presa, remover da boca, lavar e analisar a superfície do molde e se estiver livre de bolhas e com as bordas lisas e arredondadas, voltar para a boca para os testes de retenção e estabilidade;
- a etapa seguinte será a localização e a demarcação, com lápis cópia, na boca, do limite entre o palato duro e o palato mole para a aplicação do selamento posterior. O molde deve retornar à boca para que a marcação do selamento fique impressa na pasta;
- sobre a impressão do lápis cópia demarcada no molde, aplicar, com um pincel pequeno de pelo fino, camadas finas de cera de baixa plastificação (cera de fundição para troquel) fundida, e com ela ainda plástica retornar à boca, pressionar por alguns segundos e testar a retenção;
- o passo seguinte será o preenchimento desse molde com gesso, mas antes ele deverá passar por uma desinfecção, com borrifamentos de glutaraldeiodo a 2% ou hipoclorito de sódio a 1%.

Modelo de trabalho ou definitivo

O preenchimento do molde obtido com a moldagem funcional dá origem ao modelo de trabalho, que será usado em todas as fases subsequentes da confecção da prótese total, culminando com a inclusão, prensagem e polimerização.

A obtenção desse modelo deve ser criteriosa, pois sua superfície externa, que corresponde à área basal, constituirá a superfície interna da futura dentadura, lembrando que quanto mais fiel for essa superfície, maior será a retenção da prótese.

O modelo de trabalho precisa ter resistência suficiente para o processamento laboratorial da prótese, mas, ao mesmo tempo, não tornar exageradamente difícil sua separação da dentadura no fim da acrilização.

Ele deve registrar a borda periférica do molde, que orientará a espessura da borda da prótese. Para tanto, recomenda-se usar a técnica de preenchimento com encaixamento do molde, descrita a seguir.

- Recortar algumas tiras de cera utilidade de cerca de 0,5 cm de largura e fixá-las em toda a periferia externa do molde, cerca de 2 mm abaixo do bordo, utilizando uma espátula nº 7 aquecida (foto 26).

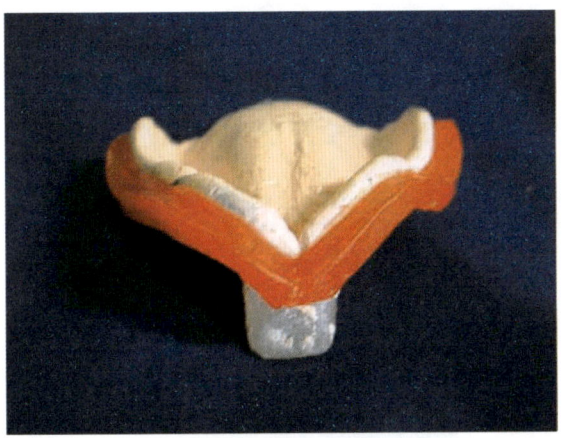

FOTO 26. ENCAIXAMENTO DO MOLDE

- Após o encaixamento do molde, preenchê-lo usando gesso densita (gesso pedra extraduro, tipo IV) somente na área útil do modelo, numa camada uniforme de 2 mm a 3 mm, deixando na região da borda e no centro do molde algumas retenções em forma de "suspiro". Após a presa do gesso densita, completa-se o corpo do modelo com gesso comum (gesso Paris) (fotos 27a, 27b, 27c e 27d).

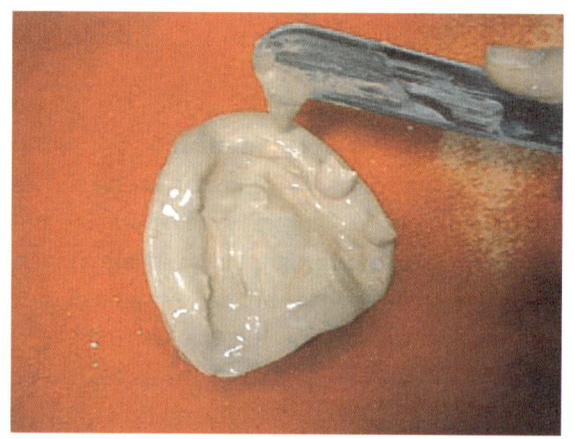

FOTO 27A. PREENCHIMENTO COM GESSO EXTRADURO

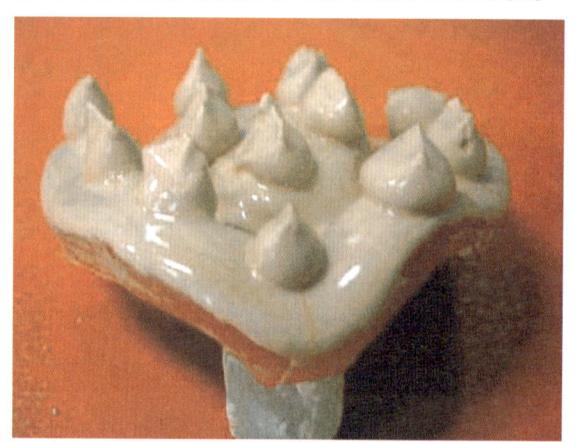

FOTO 27B. RETENÇÕES EM FORMA DE SUSPIRO

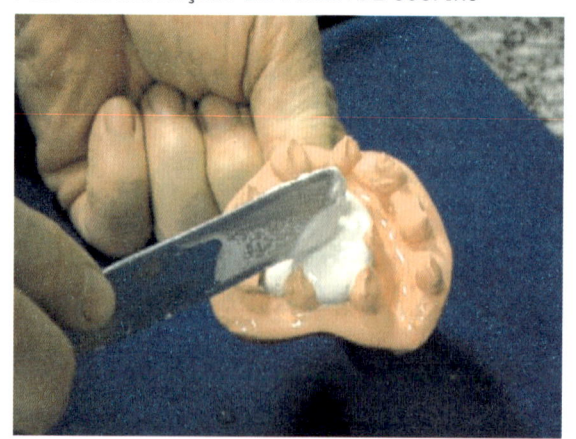

FOTO 27C. PREENCHIMENTO TOTAL COM GESSO COMUM

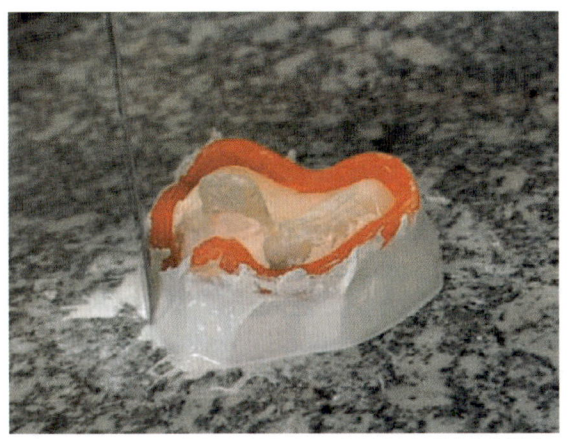

FOTO 27D. MODELO FINALIZADO AGUARDANDO A PRESA

A separação do molde do modelo deve ser feita logo após a presa do gesso comum de preenchimento, da seguinte forma:
- remover a cera do encaixamento;
- colocar o conjunto molde/modelo em água fria por aproximadamente 10 minutos; em seguida, em água em ebulição por 3 minutos;
- com auxílio de uma espátula nº 7, deslocar cuidadosamente a moldeira individual do modelo de trabalho (fotos 28a, 28b, 28c e 28d).

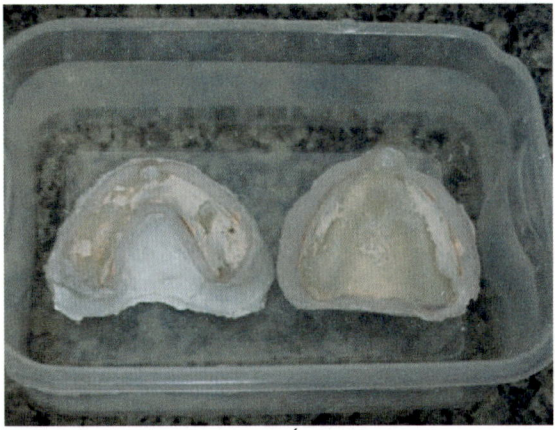

FOTO 28A. DEZ MINUTOS EM ÁGUA FRIA

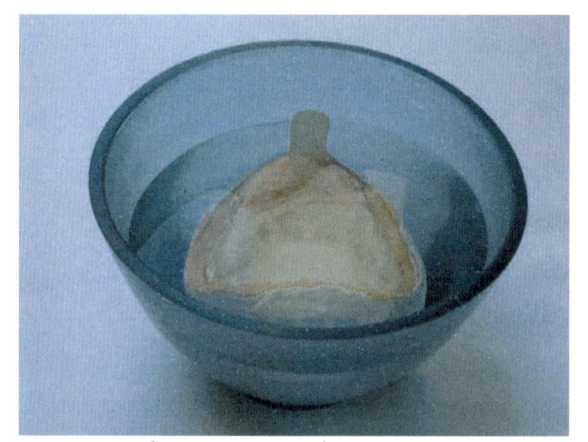

FOTO 28B. TRÊS MINUTOS EM ÁGUA A 100 °C

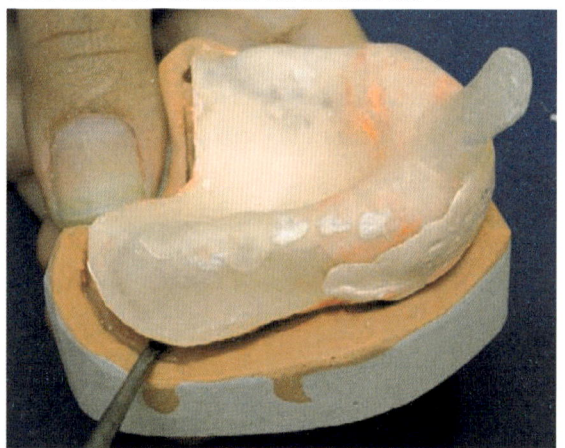

FOTO 28C. SEPARAÇÃO MOLDE/MODELO

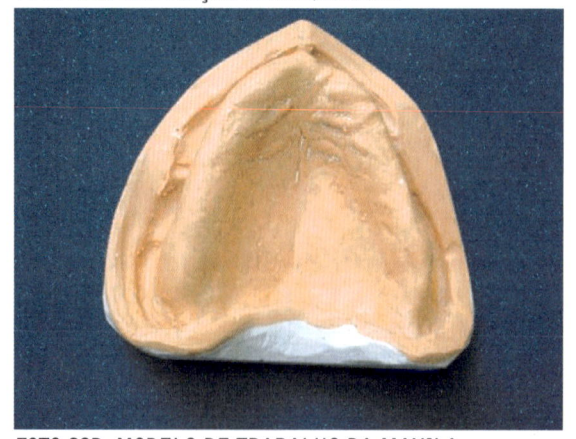

FOTO 28D. MODELO DE TRABALHO DA MAXILA

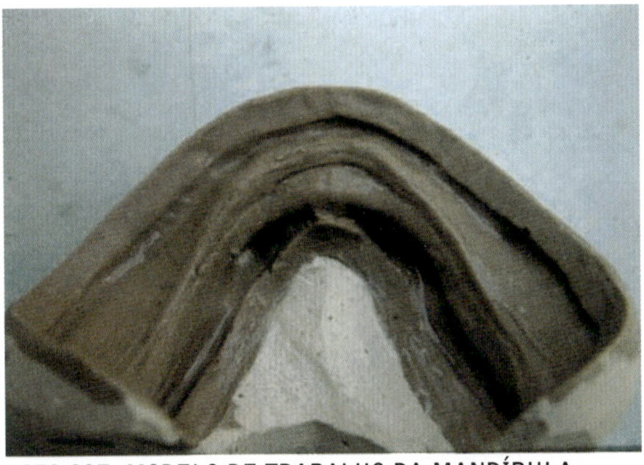

FOTO 28E. MODELO DE TRABALHO DA MANDÍBULA

Bases de provas e planos de orientação   6

Base de provas

Define-se a base de provas como a base provisória da futura dentadura. É utilizada em conjunto com os planos de oclusão, para registrar informações importantes na elaboração das próteses totais, como as relações intermaxilares obtidas no paciente e transportadas para a bancada do laboratório. Posteriormente, é substituída pela base definitiva da dentadura.

As bases de provas são também conhecidas como *bases para registros*, *bases experimentais* ou *chapas de provas*. Para ser utilizadas em condições favoráveis devem obedecer a alguns requisitos, descritos a seguir.

▶ *Retenção na boca do paciente:* a base de provas deve ficar o mais adaptada possível ao modelo de trabalho e, consequentemente, à boca do paciente. Durante sua confecção, é preciso por vezes proteger áreas retentivas ou rebordos afilados dos modelos de trabalho, a fim de não os danificar ao separar a base do modelo. Quanto maiores a necessidade e espessura dessas proteções, maior o desajuste da base à boca. Assim, a retenção estará prejudicada e o trabalho do dentista ficará mais difícil. Portanto, essas proteções deverão ser criteriosas.

▶ *Estabilidade dimensional:* como já mencionado, a retenção depende da adaptação. Assim, empregar materiais de confecção que possam alterar dimensionalmente a base de provas seria um erro, já que poderiam influir na retenção, dificultando o trabalho. Entre os materiais existentes para essa finalidade, indica-se, de preferência, a resina acrílica de autopolimerização.

▶ *Espessura:* a da base de provas deve ser uniforme, tendo em torno de 1 mm, exceto nas bordas, que acompanham a da borda da futura dentadura, já devidamente registrada nos modelos de trabalho.

▶ *Limites:* os limites precisam ser corretamente definidos. Serão reproduzidos no modelo de trabalho, que, por sua vez, foi obtido com base na moldeira individual e na moldagem funcional. Portanto, se a retenção na boca do paciente estiver prejudicada pela invasão de áreas de inserção de tecidos musculares ou de tecidos móveis da mucosa, ou mesmo pela subextensão, de nada adianta reparar a base de provas, pois o erro não está nela, mas nos limites da moldeira individual anteriormente usada, a serem revistos pelo dentista. Desgastar ou acrescentar material à base de provas implicaria fazer o mesmo no produto final, a dentadura. Os únicos desgastes devem ser os dos excessos que ultrapassem os limites do modelo de trabalho, arredondando-se ou afinando-se as bordas, se houver necessidade (foto 29).

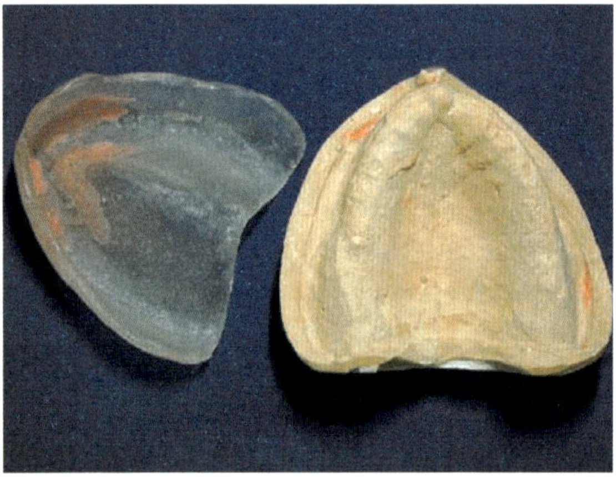

FOTO 29. BASE DE PROVAS E MODELO DE TRABALHO

Material e instrumentos
- modelo de trabalho protegido;
- isolante para resina acrílica;
- resina acrílica de autopolimerização;
- pote para resina com tampa;
- pote Dappen;
- espátula nº 36;
- espátula Le Cron;
- brocas e pedras montadas para resina;
- pincel para isolante;
- mandril com tiras de lixa.

Técnica

A técnica para a elaboração da base de provas pode ser a mesma da moldeira individual, isto é, resina acrílica adaptada sobre o modelo. Como foi visto, ela atende aos requisitos fundamentais, com algumas vantagens sobre outras técnicas.

Plano de orientação

O plano de orientação foi assim denominado por Hannau por volta de 1925 e compreende o conjunto formado pela base de provas e o arco de cera (arco de oclusão ou plano de oclusão). Usado para estabelecer as posições dos dentes artificiais, registrar o relacionamento maxilomandibular vertical e horizontal, auxiliar no procedimento de transferência do arco facial e montagem do modelo no articulador, e ajudar na seleção e disposição dos dentes artificiais (fotos 30a, 30b e 30c).

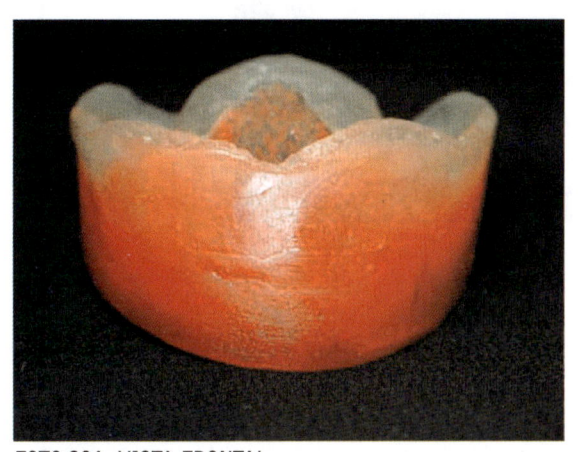

FOTO 30A. VISTA FRONTAL

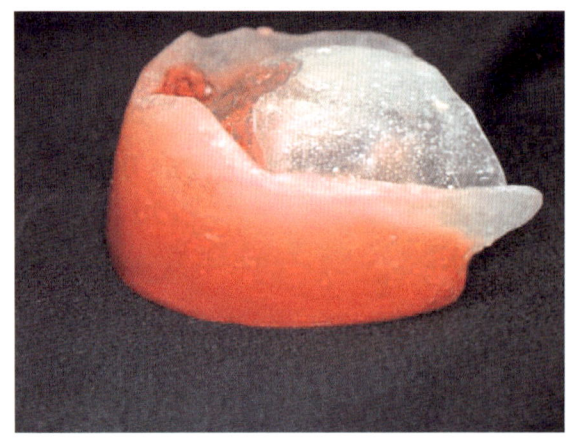

FOTO 30B. VISTA LATERAL

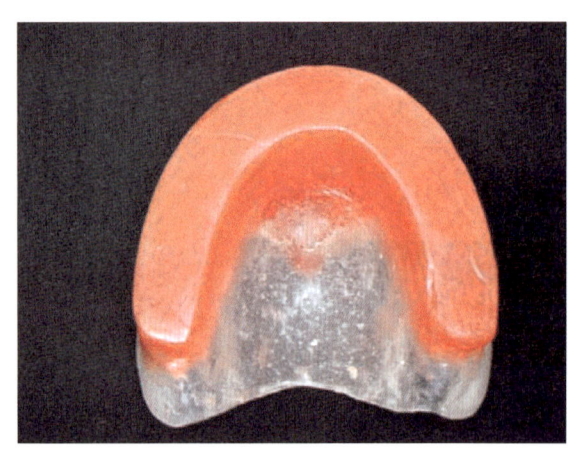

FOTO 30C. VISTA OCLUSAL

Os passos na elaboração da prótese total enunciado são agora orientados pelos registros contidos nesse plano de orientação. Assim, a confecção desse plano deve ser tarefa do cirurgião-dentista, pois esses registros são clínicos e obtido do paciente. Porém, o técnico de laboratório pode ter participação efetiva nessa etapa, confeccionando a base de provas e esboçando adequadamente o arco de oclusão em cera, para que o dentista possa obter com segurança os registros necessários para a conclusão do trabalho.

Material e instrumentos
- modelo de trabalho;
- base de provas já construída;
- cera rosa nº 7;
- lamparina comum de álcool;
- lamparina de álcool tipo Hannau;
- recipiente para fundir cera;
- espátula Le Cron;
- espátula para cera nº 7;
- espátula para cera nº 31;
- régua de Fox ou régua de Galati e colaboradores (fotos 31a e 31b).

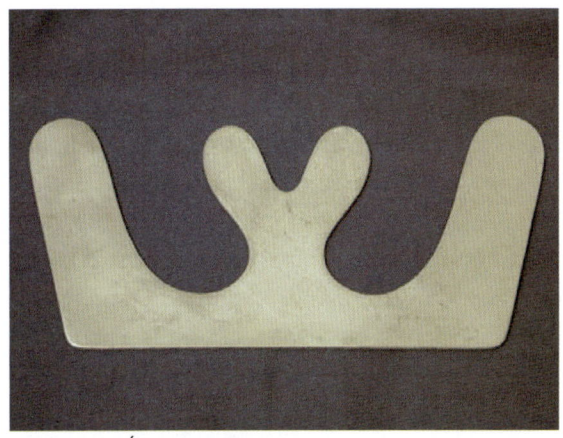

FOTO 31A. RÉGUA DE FOX

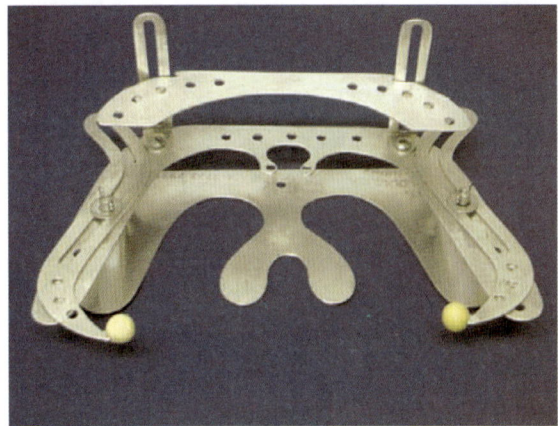

FOTO 31B. RÉGUA DE GALATI E COLABORADORES

Técnica para a maxila
- plastificar uma das extremidades de uma lâmina de cera rosa nº 7 em seu maior eixo, passando-a sobre a chama da lamparina e dobrando-a com aproximadamente 1 cm;
- continuar aquecendo e dobrando a lâmina de cera até obter um bastão uniforme, com o comprimento maior da cera e 1,5 cm de largura;
- mantendo o bastão de cera aquecido, dobrá-lo ao meio com cuidado, para que as partes dobradas se unam;
- conformar o bastão de cera ainda plástico, de acordo com a curvatura da crista óssea residual do rebordo alveolar no modelo de trabalho;
- fixar o arco de cera na base de provas com a espátula bem aquecida;

Antes da colocação do arco de cera sobre a base de provas, é importante observarem-se os seguintes requisitos:
- a forma original do rebordo alveolar deve ser reproduzida levando-se em conta o grau de reabsorção óssea existente em cada região; a face vestibular do arco de cera na região anterior deve coincidir com a face vestibular dos futuros dentes anteriores, para a colocação da cera ser mais ou menos vestibularizada, dependendo da necessidade de maior ou menor sustentação para o lábio superior do paciente – por causa também de reabsorções ósseas ocorridas;
- na região posterior, os planos de cera devem ser orientados para coincidir com a direção das cristas dos rebordos alveolares da mandíbula;
- a altura do arco de cera na região anterior, de acordo com Hawkins,[7] deve ter altura média de 2,8 cm da borda incisal do plano de cera até a região mais alta da base de provas, que corresponde à região mais elevada do fórnice labial anterior, próximo a inserção do frênulo labial (foto 32).
- na região posterior a altura de ambos os lados deverá manter o paralelismo entre a superfície oclusal do arco de cera e o plano ou linha de Camper (fotos 33a e 33b).

---

[7] J. F. Hawkins, "Designing Occlusion for Complete Dentures", em *Compendium of Continuing Education in Dentistry*, vol. 14, nº 6, 1993, pp. 738-742.

BASES DE PROVAS E PLANOS DE ORIENTAÇÃO

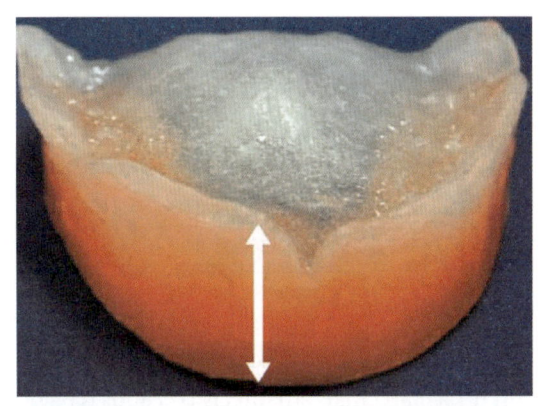

FOTO 32. ALTURA PRECONIZADA POR HAWKINS

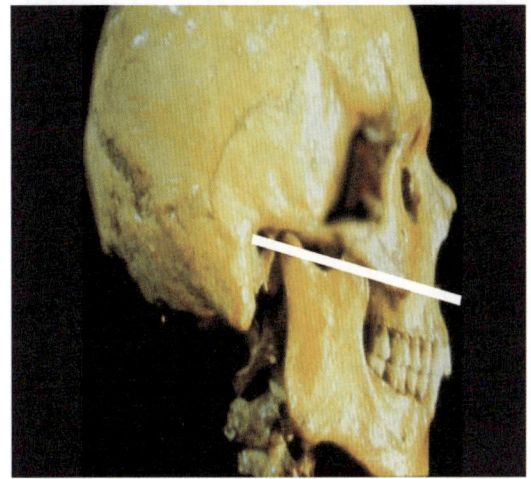

FOTO 33A. PLANO DE CAMPER

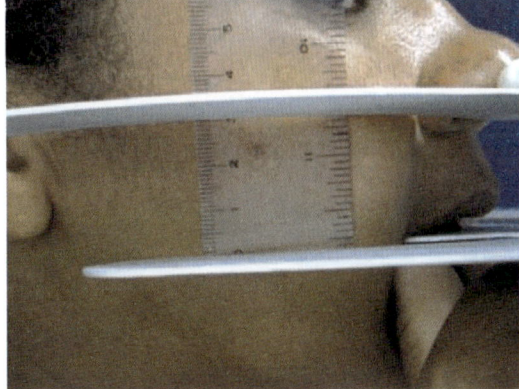

FOTO 33B. PARALELISMO ENTRE O PLANO DE CAMPER E O PLANO OCLUSAL IGUAL A 2,8 CM

Localização anatômica do plano de Camper

O plano de Camper é um plano craniométrico que vai do pório (meato acústico externo) até a espinha nasal anterior. No paciente, sobre a pele, podemos usar a referência do centro do tragus até a asa do nariz. A verificação desse paralelismo no paciente pode ser feita por meio da régua de Fox ou pela régua de Galati (fotos 31a e 31b).

Técnica para a mandíbula

O plano de orientação da mandíbula será descrito no capítulo 8. Ele deve ser confeccionado em uma etapa mais adiante, isto é, após ter sido montado no articulador por meio do arco facial o plano de orientação da maxila recém-confeccionado.

Articulador 7

O articulador é um instrumento mecânico utilizado em odontologia para o posicionamento dos modelos de diagnóstico e de trabalho, e tem o objetivo de registrar as relações intermaxilares (dimensão vertical de oclusão e relação central) e reproduzir os movimentos mandibulares, de acordo com os registros obtidos no paciente. Assim, ele é útil tanto no estudo das anormalidades oclusais como no planejamento e execução dos vários tipos de prótese. Para que um articulador possa atingir tais metas, deve poder ser regulado de acordo com os movimentos mandibulares dos pacientes, o que só é possível com os articuladores *semiajustável* ou *totalmente ajustável*.

Tipos de articuladores

Hoje, a maioria dos articuladores pertence ao grupo dos que possuem eixo de rotação, cujo ramo móvel é ligado ao corpo por meio de um eixo que orienta os movimentos. Esse tipo de articulador pode ser:
▶ *rígido:* quando o ramo móvel executa apenas os movimentos de abertura e fechamento (por exemplo: articulador de charneira);
▶ *anatômico:* quando reproduz os movimentos mandibulares de abertura, fechamento, lateralidades e protusão.

O articulador anatômico, por sua vez, pode ser *arbitrário* ou *adaptável* (ajustável), dependendo do grau de reprodutibilidade dos movimentos mandibulares.

O arbitrário é aquele em que os dispositivos reguladores das guias condilares e incisal são fixos em uma inclinação média. Portanto, as próteses executadas com esses instrumentos carecerão de ajustes oclusais em boca, o que não é tarefa muito fácil.

O adaptável (ajustável) é aquele em que o ramo móvel pode ser regulado de acordo com os movimentos mandibulares do paciente.

Dependendo do seu grau de adaptabilidade, o articulador anatômico adaptável pode ser: *totalmente ajustável* ou *semiajustável* (exemplos: Stuart, T. Tamaki, Wip-Mix, Gnatus, Bio-Art e Dent Flex). Esses articuladores permitem, quando da confecção de qualquer tipo de prótese, que seja feito o ajuste oclusal em todos os movimentos de interesse protético em laboratório, o que é muito mais fácil e simples do que na boca (fotos 34a e 34b).

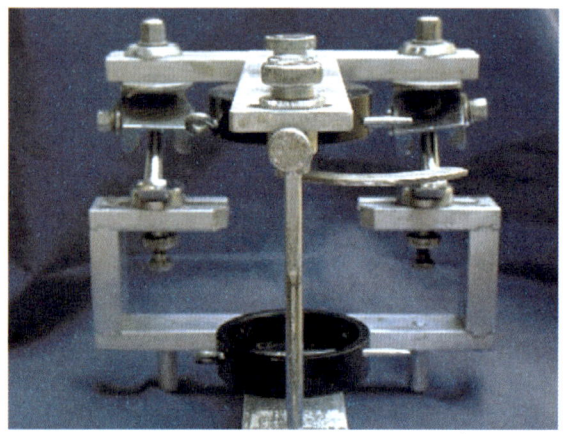

FOTO 34A. ARTICULADOR TOTALMENTE AJUSTÁVEL, T. TAMAKI

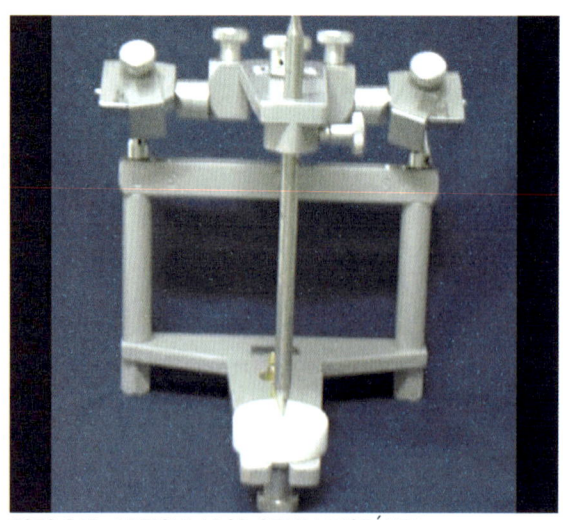

FOTO 34B. ARTICULADOR SEMIAJUSTÁVEL

Componentes do articulador semiajustável

O articulador é composto basicamente de três partes: corpo, ramos e guias.

O *corpo* é a parte do aparelho de onde saem os ramos e as guias condilares. Os *ramos* são representados por duas barras horizontais paralelas, em que são fixados os modelos. Os dois ramos, inferior e superior, relacionam-se respectivamente com a mandíbula e com a base do crânio, onde se localiza a maxila.

As *guias* são geralmente duas *condilares* e uma *incisal*. As *condilares* recebem os côndilos do articulador, permitindo, na maioria dos articuladores, a graduação dos movimentos de lateralidades e protrusão mandibular; e a *incisal* serve para registrar a extensão e o direcionamento dos movimentos de lateralidade nos planos horizontal e sagital.

Alguns articuladores recebem a denominação de "arcon", que significa "articulação condilar", e, neles, os ramos superiores e inferiores podem ser desconectados.

Arco facial e montagem do modelo da maxila

Componente acessório de alguns articuladores denominados semi-adaptáveis (ajustáveis) ou totalmente adaptáveis (ajustáveis). Esse instrumento é utilizado para o transporte da relação maxila-eixo de rotação condilar do paciente para o articulador, auxiliando no posicionamento e montagem do modelo superior, na mesma posição relativa que a maxila ocupa em relação ao crânio do paciente. O arco facial também auxilia a determinação da inclinação da maxila em relação à base cranial, ou seja, ao plano de "Frankfurt" (linha que vai do tragus à borda infraorbital) (foto 35).

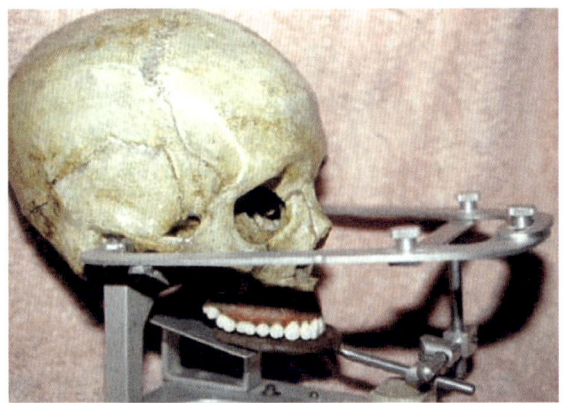

FOTO 35. ARCO FACIAL POSICIONADO

Transporte do arco facial para o articulador semiajustável tipo "arcon" e montagem do modelo superior

Procedimentos
- verificar no paciente com o arco facial a sua distância intercondilar: se pequena média ou grande;
- ajustar o dispositivo que regula a distância intercondilar do articulador de acordo com a distância intercondilar do paciente, tanto no ramo superior como no ramo inferior;
- posicionar as guias condilares do ramo superior em 30° de inclinação para a trajetória sagital, e 0° para a parede interna (ângulo de Bennet) (fotos 36a e 36b);

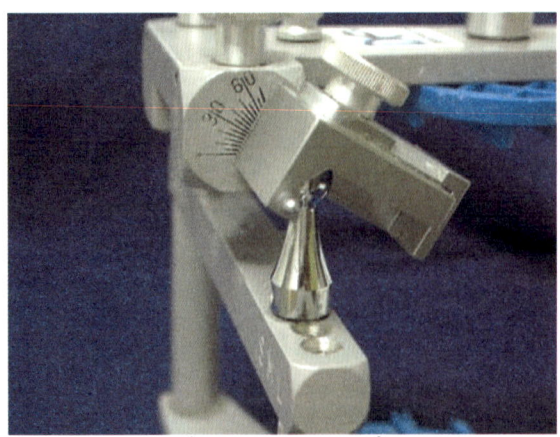

FOTO 36A. TRAJETÓRIA SAGITAL DO CÔNDILO, 30°

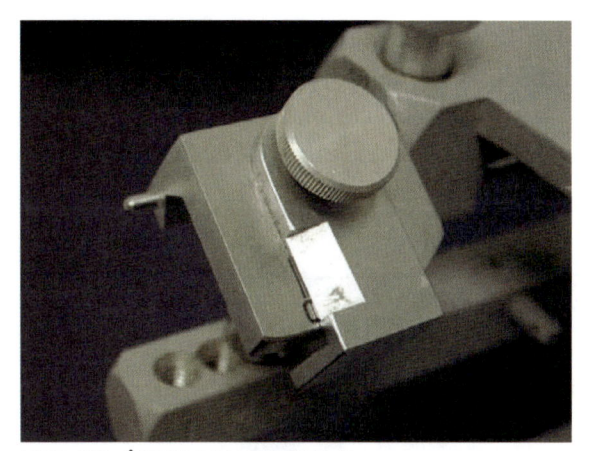

FOTO 36B. ÂNGULO DE BENNET, 0°

- fixar cuidadosamente o plano de orientação da maxila à forquilha do arco facial, observando que a haste coincida com a linha mediana do plano de orientação e, em seguida, levar à boca do paciente e acoplá-la ao arco facial (foto 37);

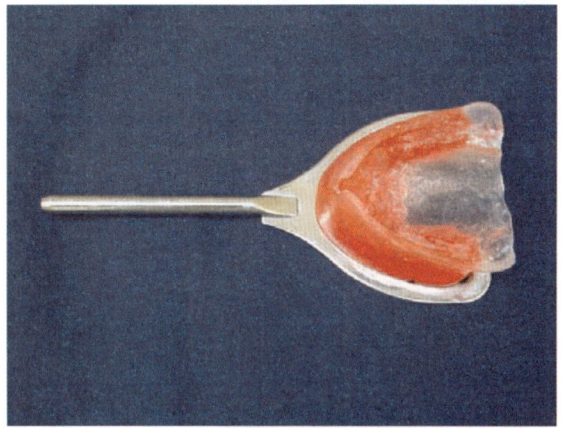

FOTO 37. PLANO DE ORIENTAÇÃO FIXADO À FORQUILHA

- afrouxar os parafusos do arco facial e levar o plano de orientação na boca do paciente e, com o arco facial já adaptado à haste da forquilha, colocar as ogivas auriculares do arco no meato acústico externo, mantendo-as o mais anteriormente possível. O paciente pode ajudar nessa fase, estabilizando a forquilha e o plano de orientação de encontro à maxila com o auxílio de seus dois polegares (foto 38a);

- posicionar o arco facial no plano de Frankfurt, ou utilizar o relacionador do násio na barra de suporte transversal do arco e mantê-lo no ponto de referência (násio), apertar todas as conexões e retirar o relacionador, caso tenha sido usado (fotos 38a e 38b);

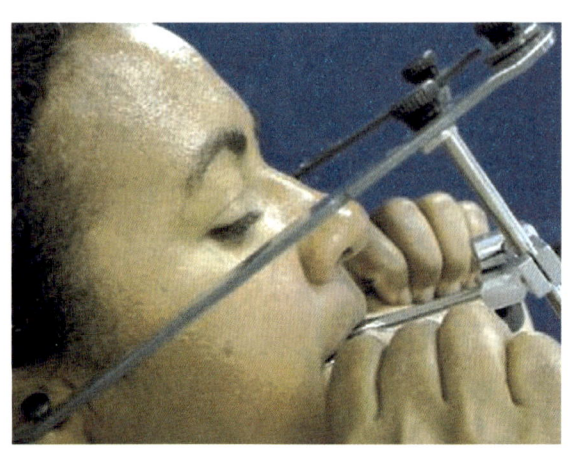

FOTO 38A. ARCO NO PLANO DE FRANKFURT MANTIDO PELO PACIENTE

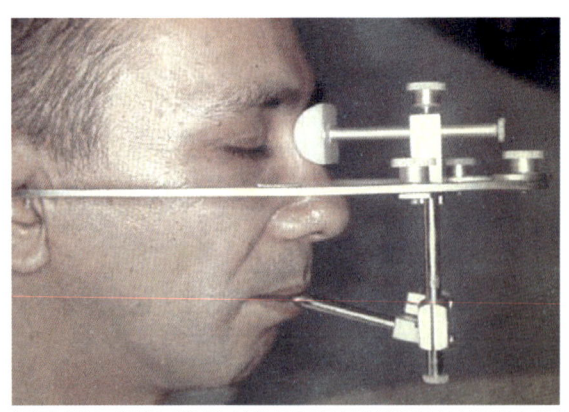

FOTO 38B. ARCO NO PLANO DE FRANKFURT MANTIDO PELO NÁSIO

- afrouxar os parafusos nas extremidades da barra de suporte transversal e retirar cuidadosamente a forquilha com o plano de orientação da boca do paciente, com o arco facial, e adaptá-lo ao ramo superior do articulador (foto 39);

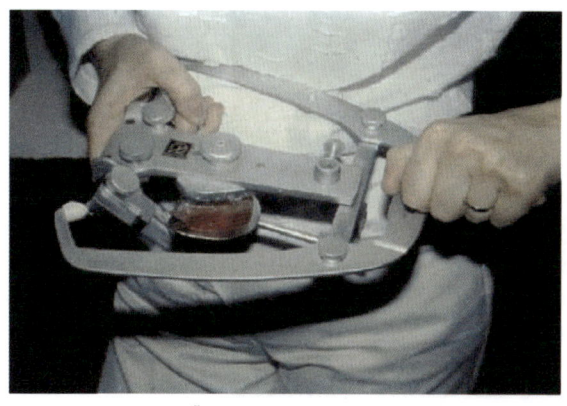

FOTO 39. ADAPTAÇÃO DO ARCO FACIAL NO RAMO SUPERIOR DO ARTICULADOR

- colocar o modelo de trabalho da maxila, previamente umedecido, na base de provas e proceder sua fixação com gesso comum. Nessa operação é importante que o ramo superior fique apoiado na barra de suporte transversal do arco facial, devendo haver espaço suficiente para a colocação do modelo. Caso isso não ocorra, ele deverá ser desgastado, diminuindo-se sua altura (fotos 40a e 40b);

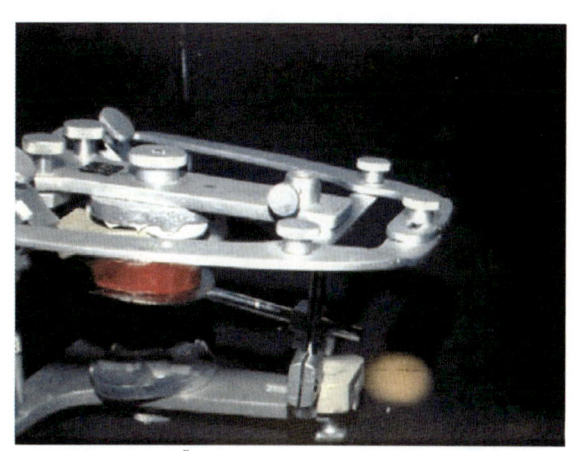

FOTO 40A. FIXAÇÃO DO MODELO NO RAMO SUPERIOR DO ARTICULADOR

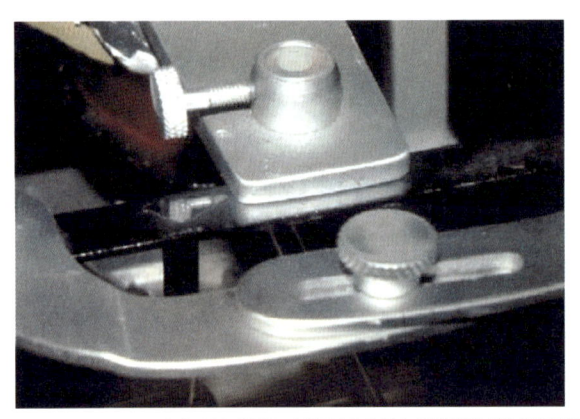

FOTO 40B. RAMO SUPERIOR APOIADO NA BARRA TRANSVERSAL DO ARCO DO ARTICULADOR

- após a presa do gesso de fixação, o arco facial será removido do ramo superior do articulador, restando o modelo de trabalho fixado e, daí em diante, o arco facial já não será mais utilizado (foto 41).

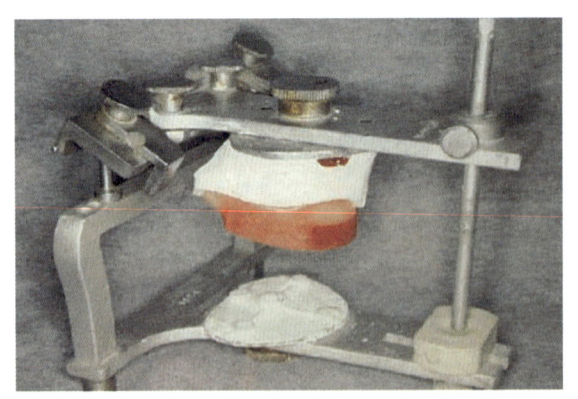

FOTO 41. MODELO DE TRABALHO DA MAXILA MONTADO NO ARTICULADOR

Como se viu, por essa técnica a montagem do modelo superior é feita separadamente da do modelo inferior. E a fase em que isso ocorre é anterior mesmo à da determinação da dimensão vertical de oclusão, isto é, a da construção do plano de cera inferior.

O modelo inferior só será montado no articulador numa etapa posterior, depois de determinada a dimensão vertical de oclusão e de registrada a relação central.

Relações intermaxilares (I)   8

Dimensão vertical, relação central e plano de orientação da mandíbula

Dimensão vertical (DV)

Em odontologia, dimensão vertical (DV) é uma medida tomada na face do paciente, para posicionar a mandíbula em relação à maxila, segundo um eixo ou plano vertical.

Segundo Saizar,[8] a *dimensão vertical (DV)* é também chamada de "distância intermaxilar", quando se considera dentro da boca, e de "altura facial", quando se refere à medida externa da face. Em prótese é designada como "dimensão vertical" toda medida que depende do posicionamento vertical da mandíbula com a maxila.

O trajeto de abertura ou fechamento da boca, ou melhor, o afastamento ou aproximação da mandíbula em relação à maxila, pode oferecer várias posições de DV (uma para cada posição da mandíbula no espaço). Porém, duas dessas posições são de grande interesse protético: a *DV de repouso (DVR)* e a *DV de oclusão (DVO)*.

▶ *Posição de repouso (DVR)* ou *repouso fisiológico:* posição postural habitual da mandíbula, sem contato dental, quando o indivíduo está sentado confortavelmente com as costas retas e os côndilos na fossa articular numa posição neutra, sem força, com os músculos da oclusão em contração tônica, com atividade suficiente para contrapor a força da gravidade.

▶ *Posição de DV de oclusão (DVO):* medida vertical na face, que, no indivíduo dentado, relaciona a mandíbula com a maxila, numa posição de contato cêntrico nos dentes posteriores; e, no indivíduo desdentado, é registrada nos planos de orientação em contato centralizado.

---

[8] P. Saizar, *Prótesis a placa* (6ª ed. Buenos Aires: Progrental, 1958).

Para medir a DV são necessários dois pontos fixos de referência: um na maxila e outro na mandíbula, localizados na região mediana da face. A distância entre esses pontos representaria no indivíduo dentado as posições de DV de oclusão, estando os dentes em oclusão cêntrica, e DV de repouso, estando a mandíbula em "tônus" muscular, com os dentes ligeiramente afastados da maxila. A diferença entre essas duas posições é por onde se pronunciam os sons e as palavras durante a fala, por isso, é denominado *espaço da pronúncia* por alguns autores, e *espaço funcional livre* (EFL) por outros.

O EFL, de acordo com Beyron,[9] é a distância presente entre os dentes maxilares e mandibulares quando a mandíbula assume a posição de repouso. A magnitude desse espaço varia de 1 mm a 3 mm, conforme a idade dos indivíduos. Outra possibilidade de variação do EFL, segundo Guichet,[10] estaria vinculada ao tipo de relacionamento interoclusal presente, isto é, classes I, II ou III de Angle. Assim, em pacientes classe III, que apresentam pequeno movimento anteroposterior da mandíbula durante a fonação, o EFL é da ordem de 0 mm a 3 mm; e em pacientes de classe II, com movimento anteroposterior acentuado, o EFL varia de 4 mm a 8 mm e, finalmente nos de classe I, varia de 2 mm a 5 mm. Essas magnitudes são necessárias para que não haja entrechoques dos dentes durante a fonação.

Há que se verificar, porém que esse espaço está presente não somente no sentido vertical, mas também nos sentidos anteroposterior e lateral, assumindo a forma aproximada de uma cunha. Ele esta também presente nos dentes posteriores e, para determinar seu valor numérico, devemos dividir o valor encontrado na região anterior por três, pois a relação dos segmentos de arcos descritos pelos dentes mandibulares posteriores e anteriores é de 1 para 3.

OBTENÇÃO DA DVO

A DVO depende da presença e do contato de oclusão dos dentes. Por isso, só pode ser medida diretamente no paciente dentado. Daí a grande dificuldade de ser restabelecida corretamente nas próteses totais,

---

[9] H. Beyron, "Optimal Occlusion", em *Dental Clinics of North America*, 13 (3), 1969, pp. 357-359.

[10] N. F. Guichet, *Occlusion: Atraching Manual* (2ª ed. Anaheim: Denar, 1977), pp. 1-7 e 71-76.

pois frequentemente, quando o paciente procura o protesista, ele já está desdentado em uma das arcadas, ou em ambas, e a referência da posição de oclusão está perdida.

Existem, na literatura odontológica, citações e descrições de vários métodos para se obter a DVO perdida, mas todos, sem exceção, estão sujeitos a crítica e muitos até carecem de embasamento científico. O conhecimento de alguns métodos, o bom senso, a experiência profissional e a cooperação do paciente são fatores importantes para o sucesso dessa etapa.

Como se viu, uma das dificuldades na construção das próteses totais é o restabelecimento da DVO. E, em casos de perda total dos dentes, a única maneira de determiná-la seria indiretamente, partindo-se da posição de DVR, que pode ser obtida com alguma segurança mesmo no paciente totalmente desdentado, desde que sejam tomados certos cuidados.

Tome-se como exemplo um paciente com todos os dentes naturais: com a mandíbula em posição de repouso fisiológico, isto é, os músculos da mastigação em equilíbrio tônico, será necessário haver uma contração muscular, para aproximar a mandíbula da maxila até o contato de oclusão dental. A mandíbula, nesse caso, percorre determinado trajeto, que vai desde a posição de DVR até a de DVO. Esse trajeto seria o EFL e pode medir alguns mm (> 0 até cerca de 10 mm) e variando de paciente para paciente, de acordo com seu relacionamento esquelético maxilomandibular. Portanto, este exemplo sugere uma equação matemática muito simples de ser resolvida (DVO = DVR − EFL), em que todos os três elementos podem ser facilmente mensurados. Mas, quando se trata de um indivíduo desdentado, conhece-se somente um dos elementos dessa equação, a DVR, e os outros dois, a DVO e o EFL, são determinados por tentativas, ou associando-se métodos, ou mesmo aplicando-se valores médios conhecidos para o EFL, que giram em torno de 2 mm a 3 mm, o que nem sempre corresponde à medida ideal.

Como já foi dito, o restabelecimento da DVO do paciente desdentado é tarefa difícil e nem se consegue saber se o resultado obtido corresponde à realidade, embora se possa afirmar com segurança que se está próximo. Somente o tempo poderá confirmar esse resultado, visto que pequenas alterações da DVO poderão passar clinicamente despercebidas, dependendo do limite de tolerância e adaptabilidade de cada paciente.

Para chegar à DVO, grande parte dos profissionais determina primeiramente, com o auxílio de um instrumento chamado de compasso de Willys, a posição de DVR. Essa determinação é feita com o compasso apoiado na base do nariz e no mento do paciente, colocado em posição de repouso, em seguida diminuindo da DVR 3 mm para atingir a DVO.

Essa metodologia, porém, apesar de muito simples, não é muito confiável, pois vários fatores podem influenciar o resultado, como: dificuldade de obter-se a posição de repouso; colocação do compasso sobre tecido mole, que pode variar a cada tomada; e obviamente o EFL, que pode não ser de 3 mm. Portanto, o resultado numérico assim obtido pode não ser o ideal, embora possa estar próximo do real e, por vezes, somente o tempo de utilização das próteses poderá confirmar esse resultado, visto que pequenas alterações da DVO podem não ser sentidas clinicamente no momento da instalação dessas próteses.

Técnica proposta para determinação e registro da DVO

A técnica agora proposta é uma nova possibilidade de se *determinar* e *registrar* clinicamente de maneira simultânea a posição de DVO. Ela é uma associação de conceitos e métodos sedimentados já utilizados em prótese total durante vários anos, somando-se a isso um pouco da experiência de clínica e de magistério do autor.

A DVO, por essa técnica, é estabelecida baseando-se na soma das alturas do plano de orientação da maxila e da mandíbula (figura 4). Para a altura do plano de orientação da maxila, utiliza-se como referência inicial a medida de 2,8 cm, entre o plano de Camper e a superfície oclusal do plano de cera, proposta por Hawkins.[11] Para a mandíbula, a altura da região anterior é estabelecida pela linha do lábio inferior em repouso, que na dentição natural coincide geralmente com a altura dos bordos incisais dos dentes anteriores. Na região posterior, pela posição da papila piriforme ou retromolar, que também é uma refe-

---

[11] J. F. Hawkins, "Designing Occlusion for Complete Dentures", cit.

rência segura para localizar a altura das cúspides dos dentes posteriores. Assim, usando uma analogia da anatomia do paciente dentado, e concordando com a tese de que os dentes artificiais devem ocupar as mesmas posições dos naturais, procuramos nos pacientes desdentados essas referências. Portanto o plano de orientação da mandíbula terá uma altura que corresponde a uma linha imaginária que parte do lábio em repouso, na região anterior, e termina na região posterior na altura de 2/3 da papila piriforme (figura 5).

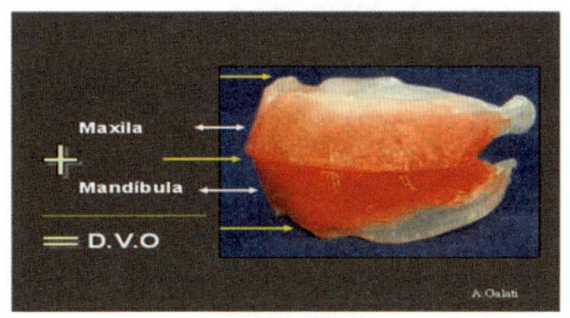

FIGURA 4. ALTURA DA MAXILA MAIS A DA MANDÍBULA = DVO

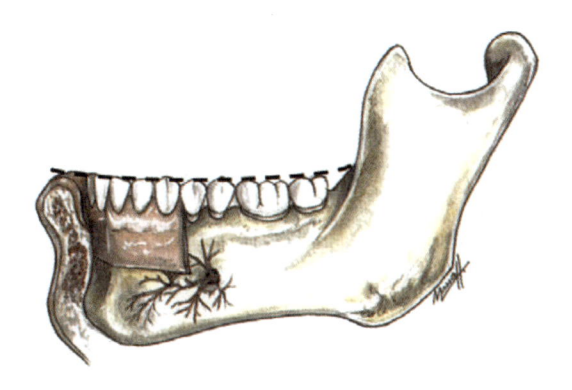

FIGURA 5. LINHA LÁBIO TRÍGONO = ALTURA DOS DENTES

Metodologia

Após a transferência e fixação do modelo de trabalho da maxila, com auxílio do arco facial para o articulador semiajustável, é que se determina e registra-se a DVO.

Procedimentos
- confeccionar sobre a região anterior da base de provas mandibular um pequeno arco de cera correspondendo aproximadamente à largura dos quatro incisivos, e com altura de mais ou menos 2 cm (foto 43);

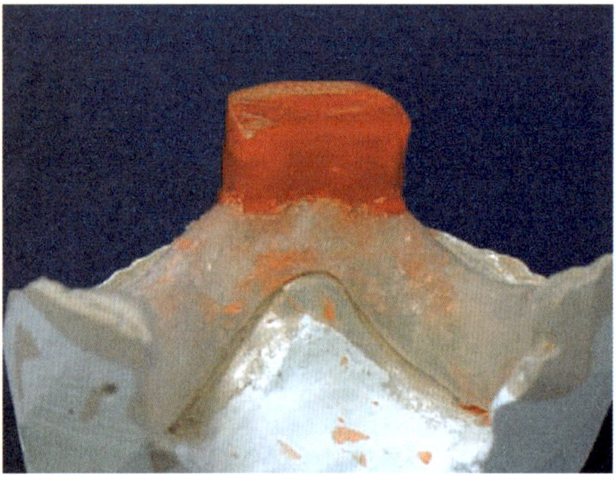

FOTO 43. PLANO DE CERA ANTERIOR

- levar à boca do paciente, acomodar sobre a área basal e, com o paciente em posição de repouso, tentar estabelecer a altura da linha do repouso labial (fotos 44a, 44b e 44c);
- em seguida colocar na boca do paciente o plano de orientação da maxila já pronto e acomodar a face oclusal do inferior ao superior. Com essa operação, ou seja, plano de oclusão inferior posicionado na linha labial em repouso em contato com o plano de orientação superior, fica estabelecida automaticamente a DVO do paciente (foto 45);

RELAÇÕES
INTERMAXILARES (I) | 103

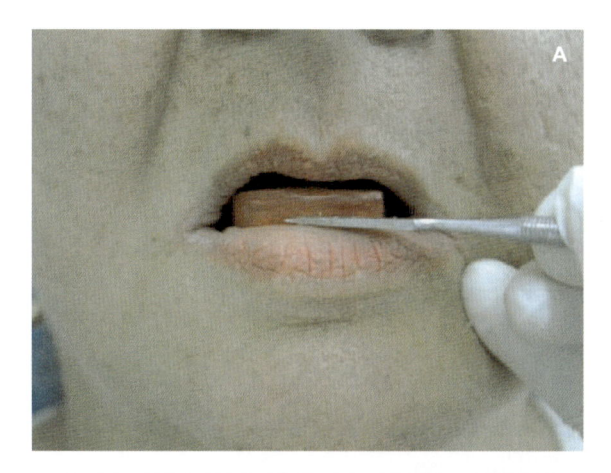

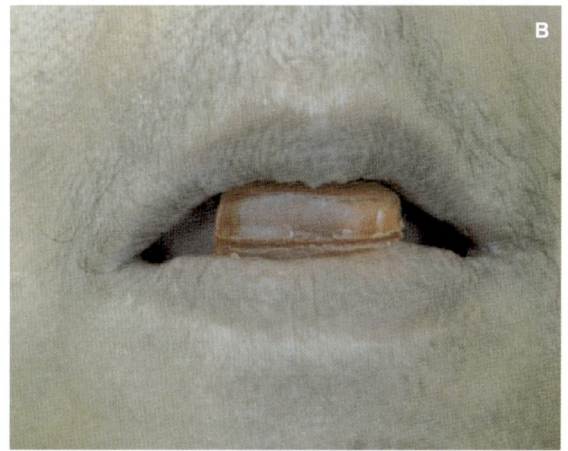

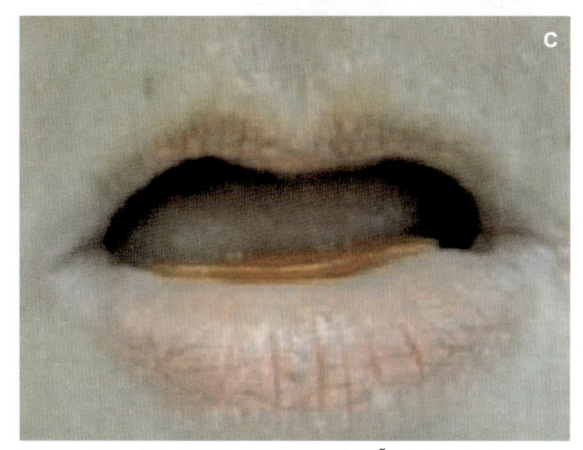

FOTOS 44A, 44B E 44C. DETERMINAÇÃO DA ALTURA ANTERIOR

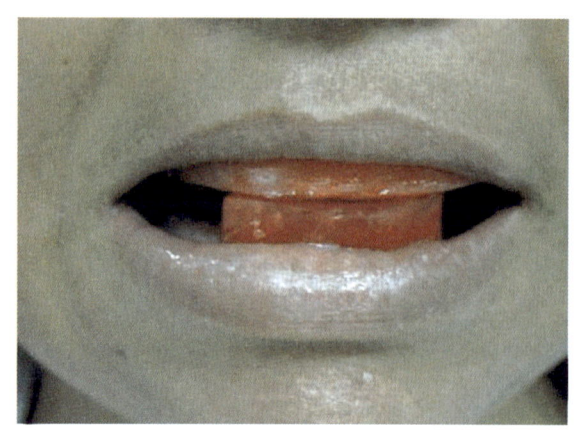

FOTO 45. ESTABELECIDA A DVO

- estabelecida na região anterior dos planos de cera o registro da DVO, inicia-se a determinação da altura da região posterior do arco de cera da mandíbula. Plastificar duas porções de cera nº 7 com o comprimento da região posterior e com altura pouco maior que a cera da região anterior (foto 46);

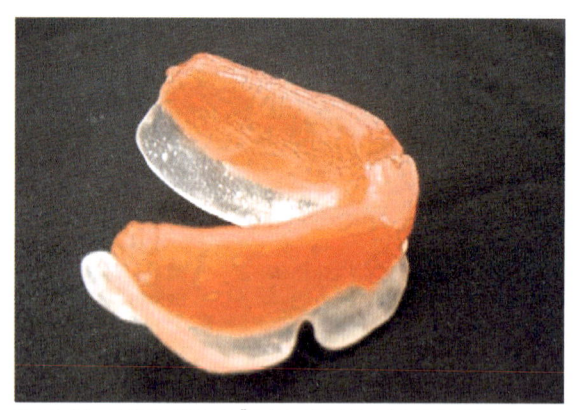

FOTO 46. DETERMINAÇÃO DA ALTURA POSTERIOR

- colocar sobre a base de prova e levar à boca do paciente para o fechamento até o contato dos planos superior e inferior na região anterior. A cera colocada é amassada, solicitando ao paciente que posicione a ponta da língua na região posterior da base de provas superior, para que seja possível o fechamento centralizado. Para que isso ocorra, colocar na base superior uma pequena quantidade (bolinha) de cera para orientar o paciente (fotos 47a, 47b e 47c);

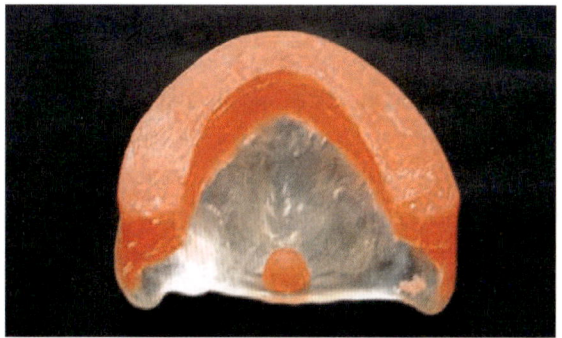

FOTO 47A. ORIENTAÇÃO PARA A LÍNGUA

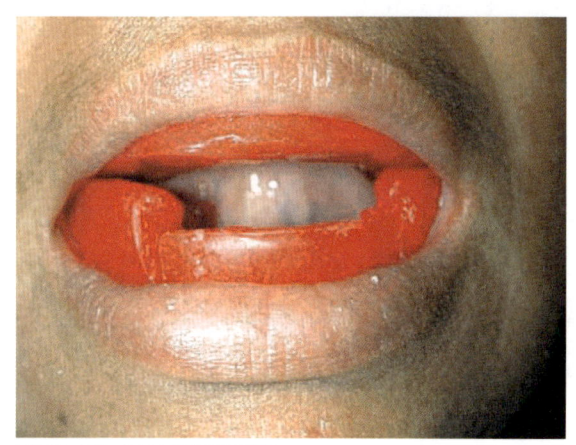

FOTO 47B. AMASSAMENTO

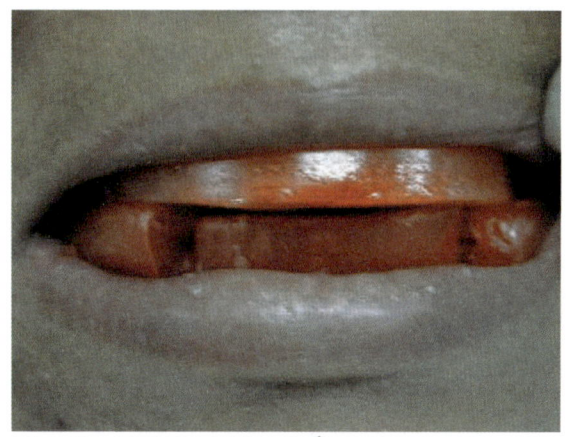

FOTO 47C. CERA AMASSADA ATÉ A DVO

- após o amassamento, o conjunto é removido da boca, os excessos vestibulares e linguais são aparados, restaurados e procede-se à verificação da altura posterior, que, por essa técnica, deverá estar coincidente com a altura do bordo posterior da base de provas inferior, que, por sua vez, deve estar localizada na metade da papila retromolar (fotos 48a e 48b);

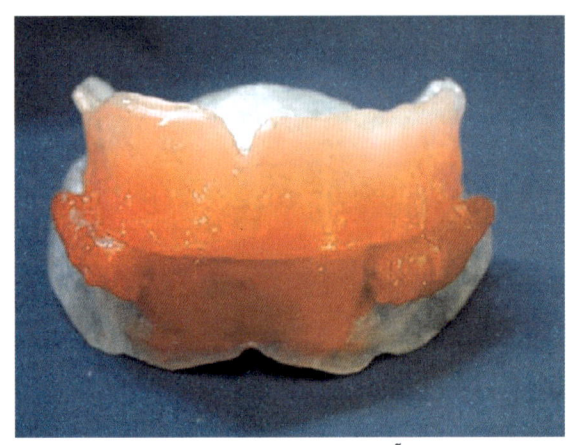

FOTO 48A. EXCESSO DA CERA NA REGIÃO POSTERIOR

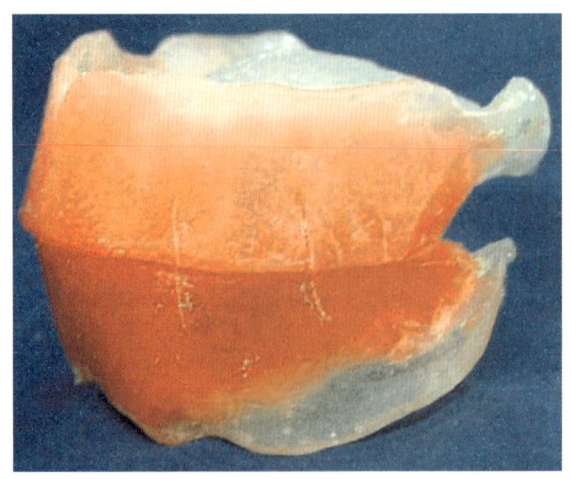

FOTO 48B. EXCESSO REMOVIDO

> **OBSERVAÇÃO**
>
> Caso a altura na região posterior não se verificar dessa maneira, ou seja, mais alta ou mais baixa que a papila retromolar, poderá ter havido algum erro. Esse erro poderá ter acontecido quando da tomada da altura anterior, podendo ter sido determinada a linha de repouso labial mais alta ou mais baixa do que deveria ser, ou, então, o menos provável, que a distância de 2,8 cm entre a oclusal do arco de cera superior e o plano de Camper, deveria ser maior ou menor que a medida utilizada.

- após a verificação, os planos de orientação da maxila e mandíbula são levados à boca do paciente para a comprovação da DVO. O profissional poderá constatar nessa hora a presença do espaço da pronúncia, solicitando ao paciente que pronuncie alguns fonemas, como "pererê", "tererê", "emêêê", etc. (foto 49);

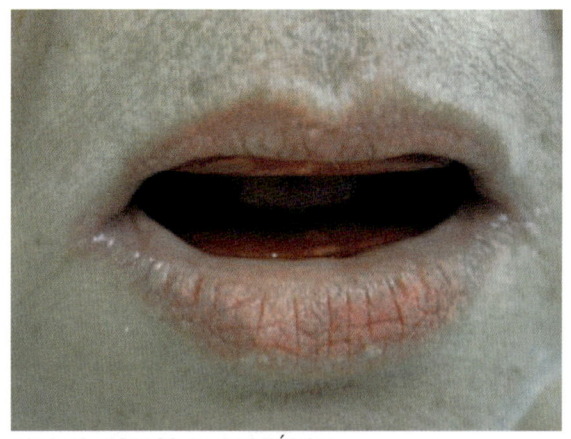

FOTO 49. ESPAÇO DA PRONÚNCIA

- dessa maneira a DVO estará restabelecida. Os planos de orientação superior e inferior deverão ser relacionados em posição de relação central e levados ao articulador para a fixação do modelo inferior.

Relação central (RC)

Relação central ou Relação cêntrica é uma posição de relacionamento fisiológico na articulação temporomandibular (ATM), entre os côndilos da mandíbula e a fossa mandibular. Essa posição serve de referência no relacionamento horizontal entre a mandíbula e a maxila, para fixação dos modelos no articulador. E pode ser descrita como uma posição posterior e centralizada da mandíbula em relação à maxila, a uma dimensão vertical natural e fisiológica já estabelecida.

Na posição de RC, os côndilos mandibulares e, consequentemente, a mandíbula podem não se apresentar estáticos, pois ela permite uma abertura de boca limitada sem que haja deslocamento do eixo intercondilar, que nessa posição é conhecido como eixo terminal de rotação ou eixo estacionário de rotação. Portanto, a RC é uma posição centrada dos côndilos na cavidade articular que permite a rotação condilar e o início da abertura da boca, sem que haja deslocamento do eixo terminal de rotação, o que permite à mandíbula descrever, após essa abertura, um arco de fechamento cêntrico esquelético, plausível de ser reproduzido no articulador, o que torna possível o diagnóstico das anormalidades oclusais, contribuindo no planejamento e execução de qualquer tratamento protético.

Sua determinação na construção das próteses totais é absolutamente necessária, pois, apesar de ser uma posição óssea e ligamentar que não depende da presença de dentes, ela orientará a oclusão dos dentes artificiais.

Essa posição é constante para cada indivíduo, podendo ser reproduzida e repetida a qualquer tempo. O registro correto da RC e da DVO, acompanhado de um transporte cuidadoso da inclinação da maxila com o arco facial, permite reproduzir os movimentos da mandíbula do paciente em articulador e, depois disso, elaborar o esquema oclusal desejado.

Durante anos foram propostos alguns métodos para sua determinação: uns ditos mecânicos e outros fisiológicos.

Métodos mecânicos

Utilizam-se de aparelhos que são introduzidos nos planos de orientação e podem funcionar de maneira intra ou extrabucal, e registram graficamente os movimentos mandibulares de lateralidade e protrusão, por meio de uma ou mais puas sobre uma plataforma inscritora.

O método mecânico precursor foi descrito por Gysi, em 1910, e é conhecido com o nome de *método de determinação da relação central por meio do arco gótico de Gysi*. Essa denominação deve-se ao fato de que o traçado gráfico obtido pelos movimentos mandibulares, no aparelho de registro, assemelha-se aos arcos das catedrais góticas.

Métodos fisiológicos

Várias técnicas foram também propostas com a utilização de métodos chamados fisiológicos, em que a mandíbula seria levada à posição de RC basicamente à custa da atividade neuromuscular. Exemplos:
- *método da deglutição*: descrito por Monson em 1932, que aproveita o ato da deglutição, no qual a mandíbula vai à posição de RC e em seguida à posição de repouso;
- *método da contração do músculo temporal*: a contração simultânea dos feixes posteriores do músculo temporal coloca os côndilos da mandíbula em posição centralizada no interior da cavidade glenoidea, residindo aí a razão do aproveitamento desse ato fisiológico na determinação da RC;
- *método do levantamento da língua*: a colocação da ponta da língua na região posterior do palato, acompanhada do fechamento da boca, obriga a uma contração dos músculos do assoalho da boca, do pescoço e elevadores, levando também a mandíbula à posição de RC (fotos 50a e 50b);
- *registro da RC*: clinicamente, o registro da posição da RC pode ser feito por métodos tanto mecânicos quanto fisiológicos, dependendo da habilidade do profissional em utilizá-los, ou da condição psicomotora dos pacientes, que dificultaria a aplicação de um ou outro método;
- finalmente os planos de cera são travados e retirados da boca e levados ao articulador para a fixação do modelo inferior, já que o modelo superior foi montado anteriormente com o auxílio do arco facial, registrando dessa forma a RC e a DVO (fotos 51a, 51b e 51c).

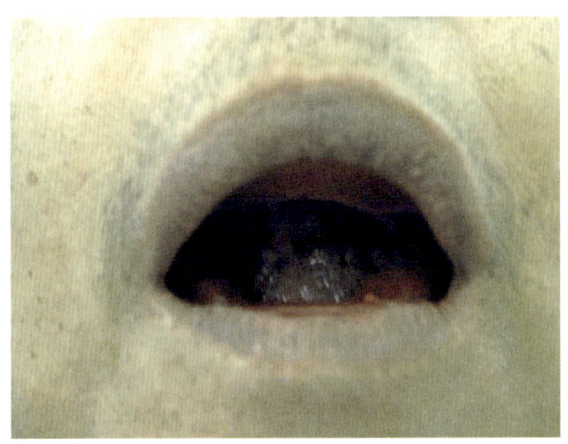

FOTO 50A. POSIÇÃO DE RC, MÉTODO DO LEVANTAMENTO DA LÍNGUA

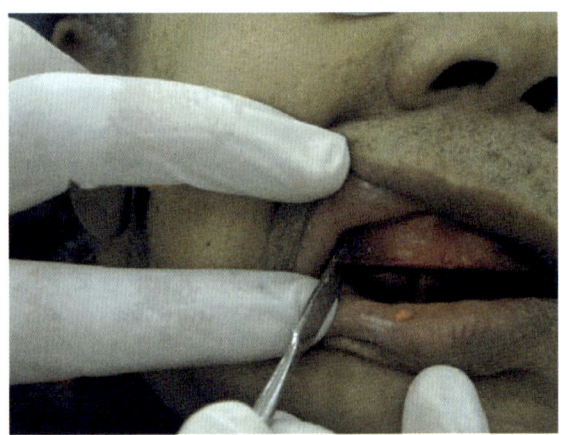

FOTO 50B. RC DETERMINADA E REGISTRADA NOS PLANOS DE ORIENTAÇÃO

RELAÇÕES INTERMAXILARES (I) | 111

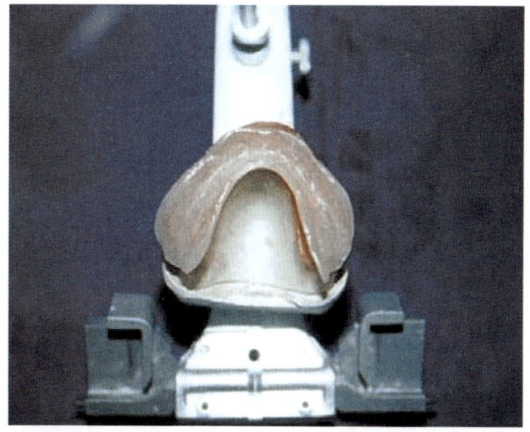

FOTO 51A. RAMO SUPERIOR COM AS BASES

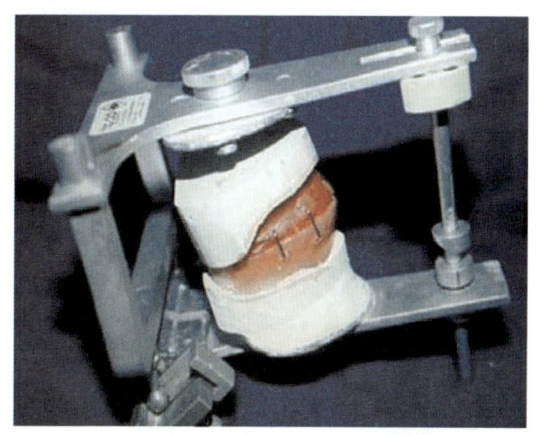

FOTO 51B. MODELO INFERIOR EM POSIÇÃO

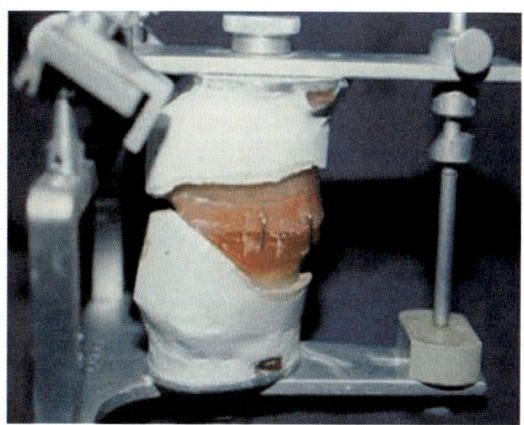

FOTO 51C. MODELO INFERIOR FIXADO

Relações intermaxilares (II)

Curva de compensação

Também é conhecida como curva individual de compensação, pois sua reprodução nas superfícies oclusais dos planos de orientação depende das trajetórias condilares durante os movimentos de protusão e lateralidade mandibular de cada indivíduo. A obtenção dessa curva é necessária para a regulagem (individualização) do articulador, para ser possível o balanceamento da prótese total, ou seja, fazer com que os dentes artificiais tenham contatos bilaterais simultâneos durante os movimentos excursivos contactantes da mandíbula.

Há dois tipos de curvas, ambas obtidas ao mesmo tempo servindo para a individualização do articulador e obtenção de uma oclusão balanceada: a anteroposterior e a látero-lateral.

▶ *Curva anteroposterior:* esta curva está relacionada à curva de Spee dos dentes naturais. Porém, em prótese total, deverá ser modificada para que seja possível o contato dos planos de oclusão, e futuramente dos dentes artificiais, anteriores e posteriores simultaneamente na protusão mandibular. Essa modificação é necessária, pois, quando se produz o fenômeno de Christensen (movimento para baixo e para a frente dos côndilos na cavidade articular), haverá perda do contato entre planos de oclusão na região posterior (figura 6).

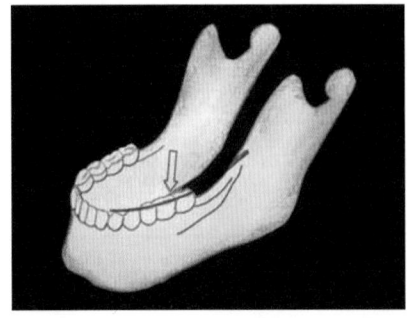

FIGURA 6. CURVA ANTEROPOSTERIOR (SPEE)

▶ *Curva látero-lateral:* está relacionada à curva de Wilson das dentições naturais e serve para compensar a separação no lado de balanceio e para que também haja contato simultâneo em ambos os lados (trabalho e balanceio) nos movimentos de lateralidade da mandíbula (figura 7).

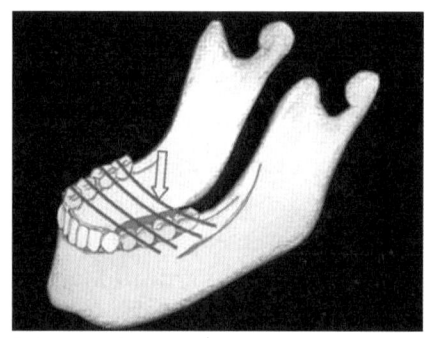

FIGURA 7. CURVA LÁTERO-LATERAL (WILSON)

Métodos de obtenção

Existem alguns métodos para obtenção da curva individual de compensação, porém os mais utilizados são: o *mecânico* (no articulador) e o *fisiológico* (no paciente).

O *método mecânico* consiste em montar no articulador os modelos superior e inferior, e em seguida os dentes artificiais, apoiando as cúspides dos superiores na superfície oclusal do plano de orientação da mandíbula, ainda sem a curva de compensação (curva zero). Após isso, engrenam-se os dentes inferiores nos superiores já montados. Com essas próteses montadas em cera, obtêm-se nos pacientes registros de oclusão em protusivo, lateralidades esquerda e direita, como se estivéssemos obtendo registros de oclusão de um paciente com todos os dentes naturais.

Com os registros de oclusão o articulador é regulado (individualizado), e em seguida os dentes posteriores são rearranjados segundo as trajetórias dos movimentos agora realizadas.

De outra maneira, também utilizando um articulador anatômico totalmente adaptável, com arco facial pantográfico que reproduz graficamente os movimentos mandibulares do paciente, a curva individual de compensação pode ser conseguida com os planos de orientação montados no próprio articulador.

Um *método fisiológico* conhecido como *desgaste de Patterson*, introduzido por volta de 1920, para a obtenção da trajetória condílica intrabucalmente, é ainda utilizado em nossos dias. Originalmente foi desenvolvido utilizando-se de uma substância abrasiva preparada com quatro partes de gesso e uma de abrasivo de Carborundum de granulação média, que era espatulada e colocada sobre as superfícies oclusais dos planos de orientação.

Algumas variações nessa técnica foram sugeridas no decorrer dos tempos e hoje utilizamos preferencialmente a do amassamento da cera, por ser de fácil execução, mesmo por alunos ou profissionais com pouca experiência, e também por reduzir o tempo de trabalho.

MÉTODO POR AMASSAMENTO DE CERA

Algumas variações nessa técnica foram sugeridas no decorrer dos tempos e hoje utilizamos preferencialmente a do amassamento da cera, por ser de fácil execução mesmo por alunos ou profissionais com pouca experiência, e também por reduzir o tempo de trabalho.

Esse método para conseguir fisiologicamente as curvas individuais de compensação é muito semelhante ao método original de Patterson, porém, em lugar da mistura abrasiva, usam-se duas lâminas de cera rosa nº 7, recortadas e colocadas nas superfícies oclusais dos planos de orientação. Elas serão plastificadas e lubrificadas e levadas à boca do paciente para o amassamento.

A grande diferença dessa técnica para a de Patterson, além dos materiais empregados, é o momento em que interrompemos o desgaste ou o amassamento, ou seja, o retorno da DVO preestabelecida. Enquanto na técnica de Patterson esse momento é verificado na boca do paciente, o que é muito difícil e nem sempre é confiável, na nova técnica proposta a verificação é feita no articulador, por meio do pino incisal que deve tocar a plataforma incisal quando a DVO for novamente estabelecida.

Procedimentos
- recortam-se duas lâminas de cera rosa nº 7 com a mesma forma dos arcos de oclusão da maxila e mandíbula, unindo-os às super-

fícies oclusais dos respectivos arcos por moderado aquecimento (fotos 52a e 52b);

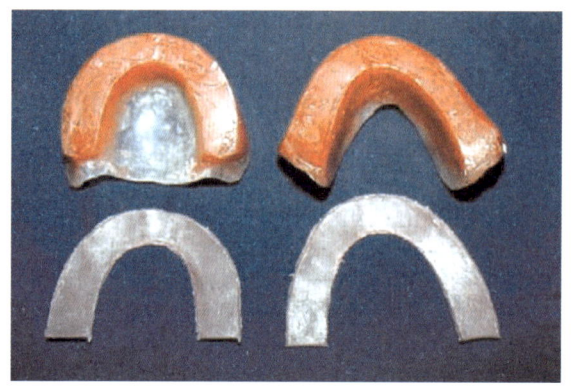

FOTO 52A. LÂMINAS DE CERA RECORTADAS

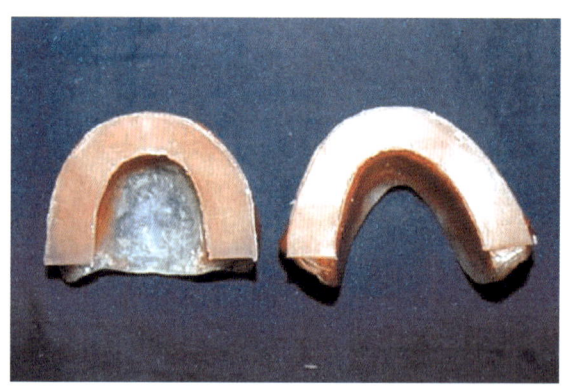

FOTO 52B. LÂMINAS COLADA AOS PLANOS DE ORIENTAÇÃO

- como a montagem dos modelos em articulador nessa fase já foi realizada, portanto as relações maxilomandibulares DVO e RC também registradas. Ao adicionar as duas lâminas nas superfícies oclusais dos planos de orientação, estaremos aumentando a DVO, o que pode ser visto no articulador, onde nota-se somente o contato dos arcos na região posterior e mordida aberta na região anterior comprovada com o afastamento do pino incisal da plataforma incisal (fotos 53a e 53b);

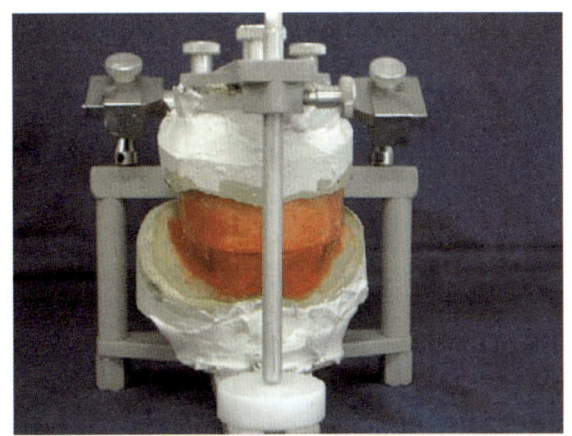

FOTO 53A. ARTICULADOR REGISTRANDO DVO E RC

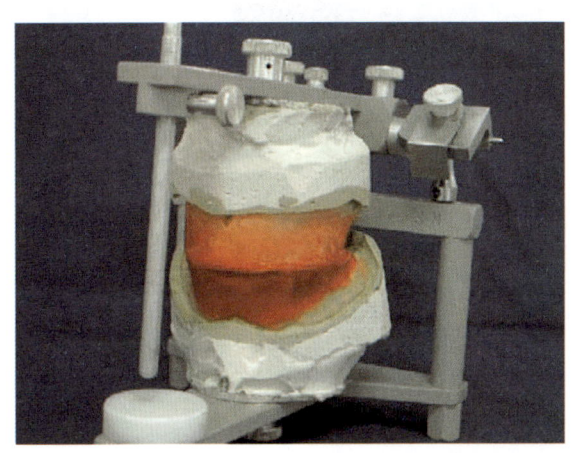

FOTO 53B. AUMENTO DA DVO VERIFICADO NO PINO INCISAL

- com uma lamparina, plastificam-se simultaneamente as superfícies oclusais dos arcos de oclusão da maxila e da mandíbula, de maneira que a região posterior sofra uma plastificação maior, e rapidamente devem ser lubrificadas e levadas à boca do paciente, que deve ter sido orientado antecipadamente sobre o que fazer;
- o paciente deverá fechar a boca apertando ligeiramente os planos e iniciar uma série de movimentos de lateralidades e protrusão

enquanto a cera estiver ainda plástica. Em seguida os planos são removidos da boca e levados novamente ao articulador para a verificação da DVO. Caso o pino incisal ainda não toque na plataforma incisal a operação deverá ser repetida quantas vezes forem necessárias (fotos 54a, 54b, 54c e 54d);

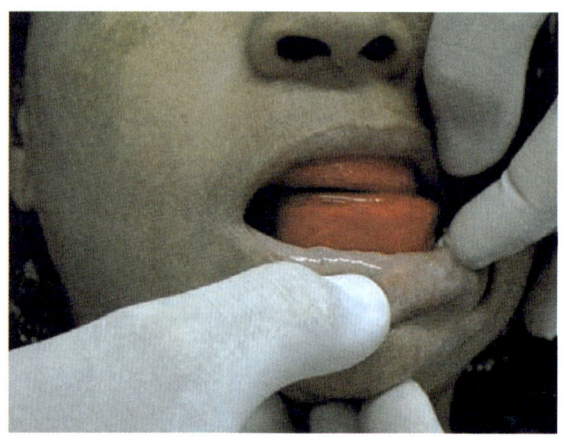

FOTO 54A. PACIENTE EXECUTANDO MOVIMENTO DE LATERALIDADE

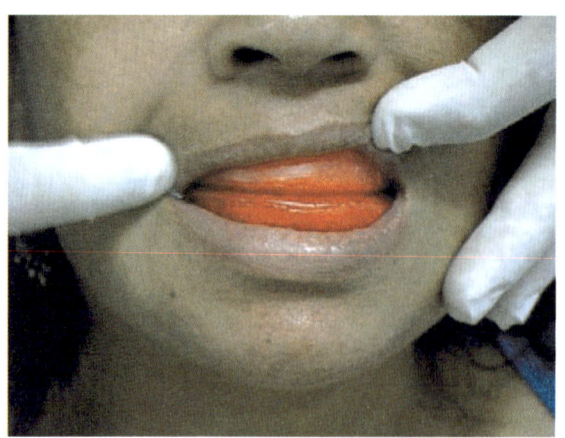

FOTO 54B. MOVIMENTO DE PROTRUSÃO

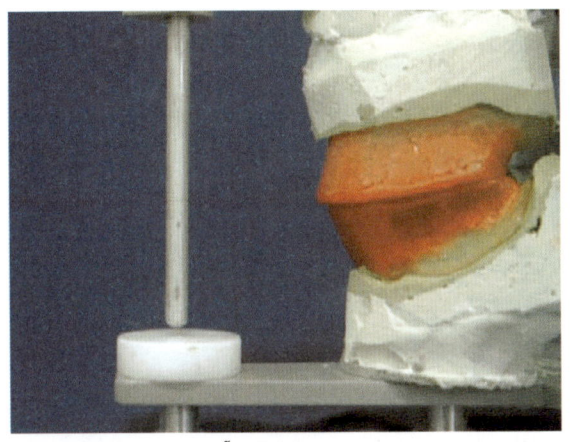

FOTO 54C. VERIFICAÇÃO DA DVO

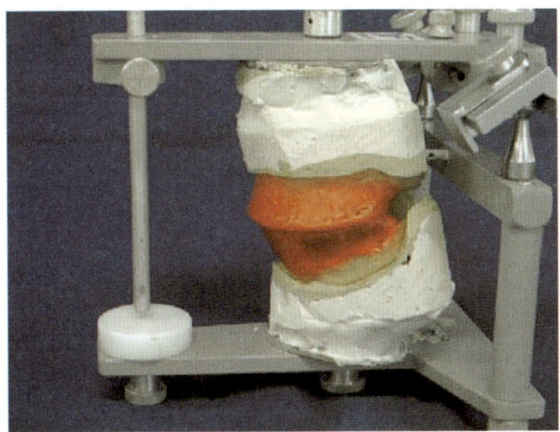

FOTO 54D. DVO RESTABELECIDA

- durante os movimentos de lateralidade e protrusão, as curvas individuais de compensação vão sendo delineando por amassamento das lâminas de cera adicionada. Quando o retorno à DVO previamente estabelecida tiver ocorrido, a *curva individual de compensação* estará também registrada nas superfícies dos planos de orientação da maxila e da mandíbula (fotos 55a e 55b);

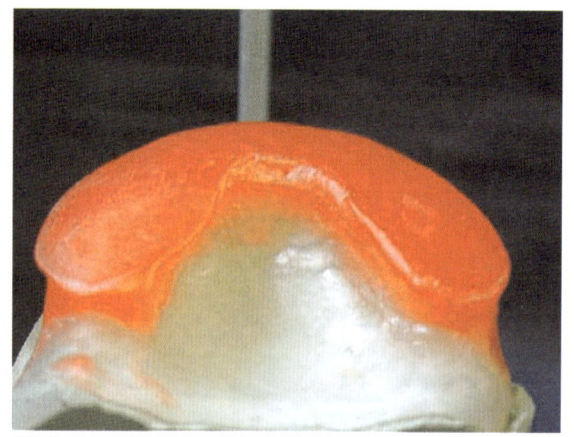

FOTO 55A. CURVA INDIVIDUAL DA MAXILA

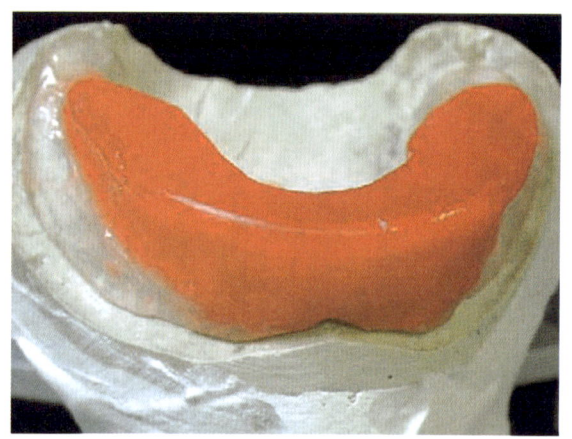

FOTO 55B. CURVA INDIVIDUAL DA MANDÍBULA

- os planos de orientação devem ser retificados nas suas superfícies vestibulares e linguais, deixando-os como originalmente estavam (fotos 56a, 56b e 56c);
- cumprida essa etapa, as linhas de referência, medianas, intercanina e do sorriso são demarcadas para a seleção dos dentes artificiais.

Como vimos, esse procedimento é bem simples de ser executado, e o restabelecimento da DVO é facilmente verificado no articulador.

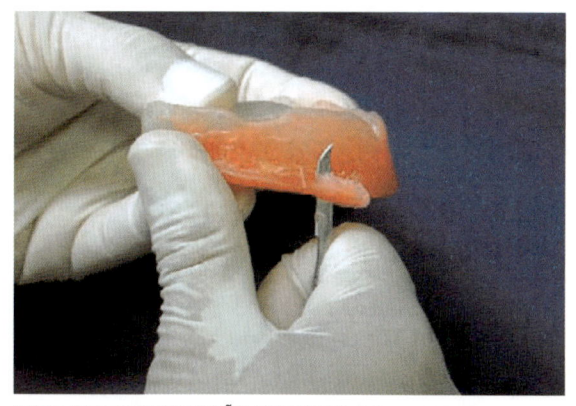

FOTO 56A. RETIFICAÇÃO VESTIBULAR

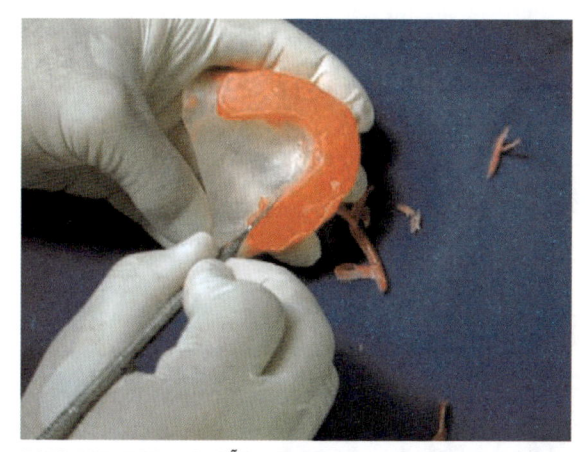

FOTO 56B. RETIFICAÇÃO PALATINA

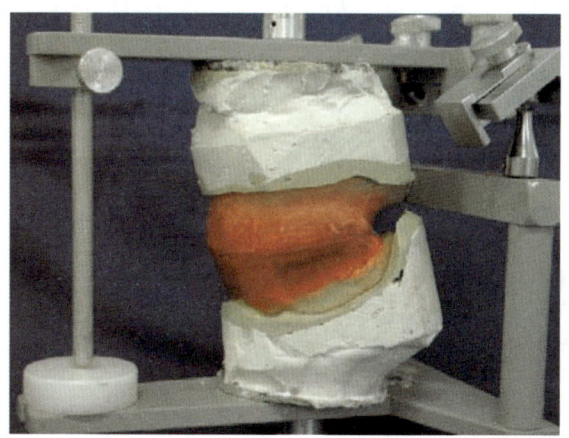

FOTO 56C. ETAPA CONCLUÍDA

Regulagem (individualização) do articulador

A regulagem ou individualização do articulador é feita com base na curva individual de compensação já determinada por meio do desgaste de Patterson.

Procedimentos
- os planos de oclusão da maxila e da mandíbula são posicionados em seus respectivos modelos já montados no articulador;
- afastar um pouco o pino incisal da plataforma incisal, e soltar ligeiramente de um dos lados do articulador os parafusos de regulagem da trajetória sagital da lateral do côndilo no estojo condilar (fotos 57a e 57b);

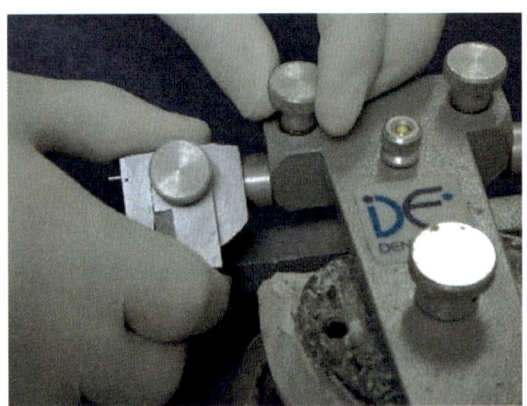

FOTO 57A. PARAFUSO DE REGULAGEM DA TRAJETÓRIA SAGITAL DO CÔNDILO

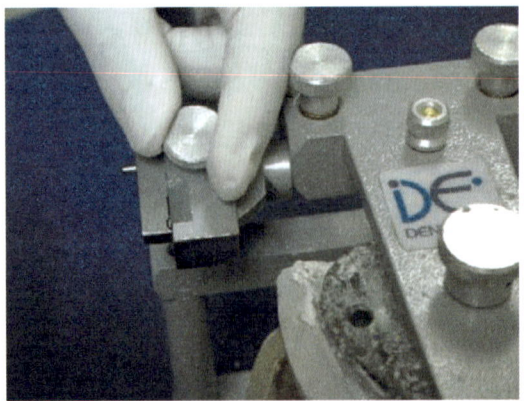

FOTO 57B. PARAFUSO DE REGULAGEM DA TRAJETÓRIA LATERAL DO CÔNDILO

- em seguida movimentar a mandíbula do articulador para o lado oposto daquele em que o estojo está afrouxado até seu limite máximo, isto é, uma lateralidade em que ainda exista contato das superfícies oclusais de ambos os lados dos planos de orientação, verificando também possíveis interferências entre os modelos ou as bases de provas (foto 58);

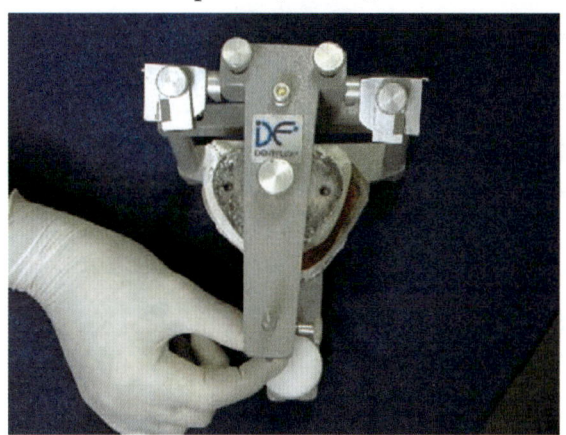

FOTO 58. MOVIMENTO DA MANDÍBULA PARA O LADO OPOSTO

- nesse ponto, apertar novamente o estojo condilar de maneira que a parede superior permaneça apoiada sobre o côndilo do ramo inferior do articulador e a parede medial (ângulo de Bennet) toque a face interna dele (fotos 59a e 59b);

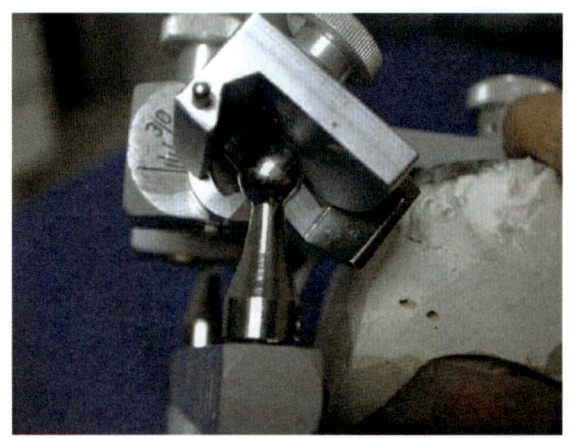

FOTO 59A. PAREDE SUPERIOR DO ESTOJO APOIADA NO CÔNDILO

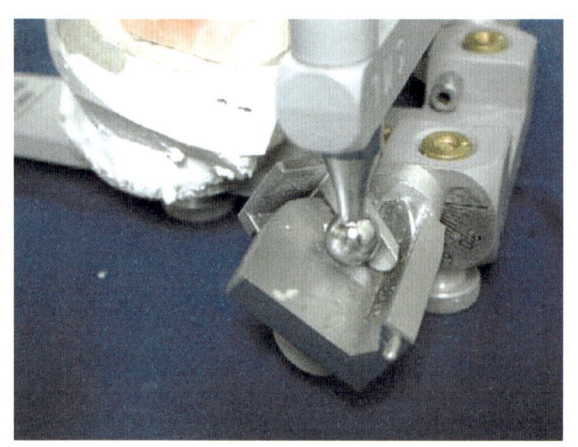

FOTO 59B. CÔNDILO TOCANDO A PAREDE MEDIAL DO ESTOJO

- essa operação deverá ser repetida para o lado oposto, e dessa forma o articulador reproduzirá os movimentos mandibulares com as mesmas trajetórias realizadas pelo paciente durante a obtenção da curva individual de compensação, e assim estará pronto para a etapa de montagem dos dentes artificiais (fotos 60a e 60b).

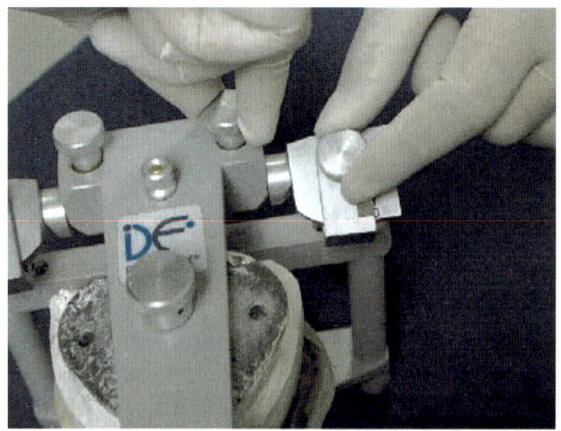

FOTO 60A. REPETIÇÃO DA OPERAÇÃO PARA O LADO OPOSTO

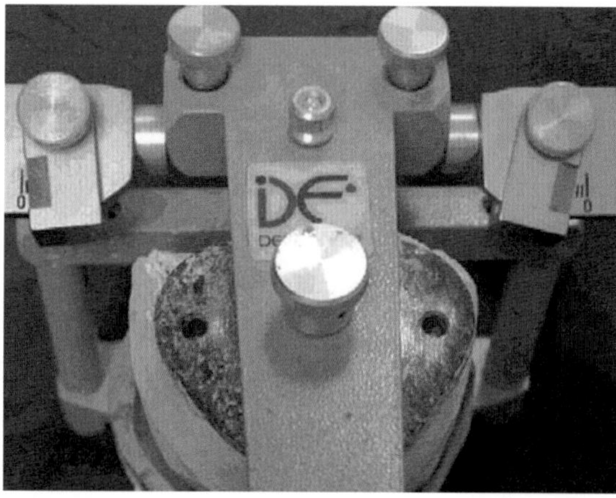

FOTO 60B. REGULAGEM OU INDIVIDUALIZAÇÃO CONCLUÍDA

Dentes artificiais: seleção, montagem e oclusão 10

Na odontologia moderna, a estética passou a ter papel bastante importante nos tratamentos protéticos, e com muita frequência é um dos fatores mais preocupantes tanto para o paciente como para os dentistas, pois, não é possível estabelecer padrões estéticos definitivos que possam agradar a todos os indivíduos. A subjetividade da estética é relacionada com heranças culturais, padrões sociais, etnias e modismos, o que torna difícil para o dentista tomar uma ou outra decisão quanto à cor, forma, tamanho ou disposição dos dentes artificiais a serem indicados. Assim, cada pessoa possui seu padrão individual: o que pode ser belo para um indivíduo pode não ser para outro.

Essa fase da confecção das próteses totais deve ser cercada de alguns cuidados especiais, visto que grande parte do sucesso estético e funcional da dentadura reside na combinação harmônica da cor, do tamanho, da forma, da disposição e da oclusão dos dentes artificiais.

A seleção e a montagem dos dentes artificiais devem ser feitas aliando técnica, conhecimento e arte, procurando usar com eficiência as referências obtidas e ter bom senso diante das solicitações e desejos dos pacientes. No caso das próteses totais a estética não deve basear-se única e exclusivamente na escolha e posicionamento dos dentes. Outros fatores como: o restabelecimento da DVO; a sustentação adequada dos lábios e bochechas; o relaxamento da musculatura peribucal; e recomposição das perdas óssea têm peso muito importante no resultado estético do tratamento (fotos 61a, 61b e 61c).

Materiais dos dentes artificiais

Utilizam-se, agora, predominantemente dentes artificiais em resina acrílica. Isso decorreu do grande desenvolvimento nas pesquisas de materiais sintéticos, o que tornou possível a fabricação dos dentes em

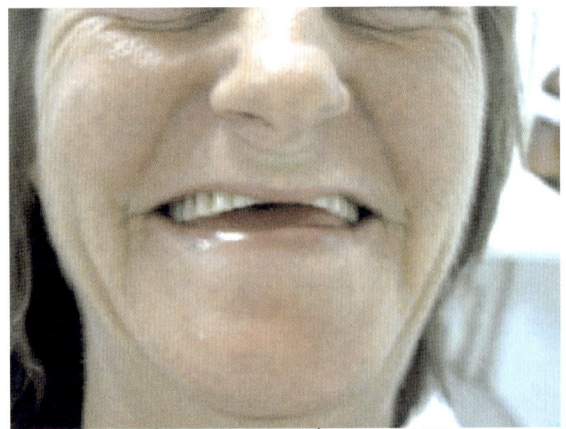

FOTO 61A. ESTÉTICA COM A PRÓTESE VELHA

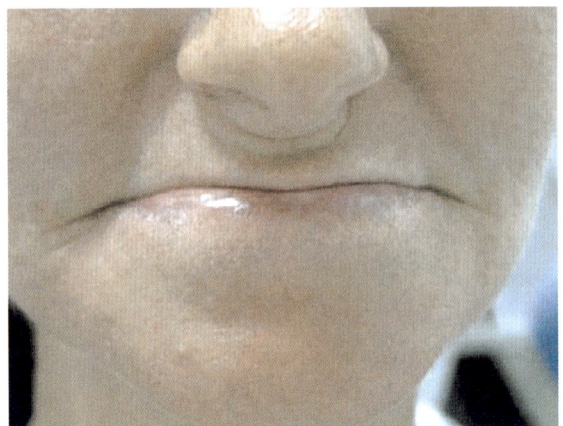

FOTO 61B. FALTA DE SUPORTE LABIAL E DVO MUITO DIMINUÍDA

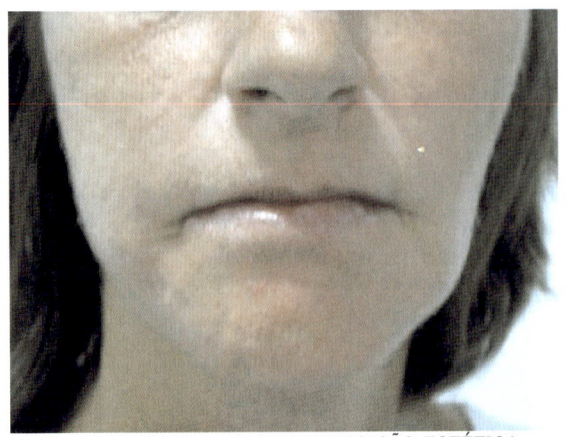

FOTO 61C. TENTATIVA DE RECOMPOSIÇÃO ESTÉTICA

resina acrílica, e mais recentemente os de resina composta (resinas com carga inorgânica). Os diversos fabricantes de dentes procuram enaltecer as qualidades de seus produtos, como estética, cor, brilho, dureza, durabilidade e preço. Porém, a escolha deve também estar atrelada às exigências biomecânicas particulares de cada paciente.

Há alguns anos eram também oferecidos no mercado dentes artificiais em porcelana, que tinham como principais atrativos a estabilidade da cor e a excepcional resistência ao desgaste. Entretanto, as desvantagens eram muito maiores: baixa resistência aos impactos diretos (friabilidade), não se uniam quimicamente ao material da base da dentadura, produziam altos ruídos durante a mastigação, apresentavam dificuldades na montagem e no ajuste oclusal, não permitiam caracterizações estéticas intrínsecas e eram mais pesados. Além disso, a resistência ao desgaste, decantada como sua maior vantagem, não é verdadeira, pois os impactos da mastigação e deglutição são transmitidos diretamente aos tecidos de suporte da dentadura, acelerando a reabsorção óssea dos rebordos alveolares. Portanto, dentes artificiais com alta dureza por não se desgastarem com o uso não contribuem na dissipação das cargas geradas sobre os rebordos residuais, motivo pelo qual devem ser evitados em próteses totais e parciais removíveis, do tipo mucosa dentossuportadas e mucodentossuportadas.

Esses motivos, aliados ao custo, fizeram com que os dentes em resina acrílica ganhassem projeção, e os de porcelana fossem abandonados.

Vantagens dos dentes de resina acrílica

- Têm grande resistência aos impactos (choques) diretos.
- São fabricados basicamente com o mesmo material da base da dentadura, portanto melhor união química.
- Produzem menos ruídos durante a mastigação.
- Proporcionam facilidade nos desgastes para a montagem e ajuste oclusal.
- Absorvem parte dos impactos dos antagonistas, diminuindo a carga sobre os tecidos de suporte.

- Permitem caracterizações intrínsecas, por meio de restaurações ou abrasões funcionais.
- São mais leves.

Desvantagens dos dentes de resina acrílica

- São atacados por certos produtos químicos de uso frequente (álcool, éter, clorofórmio, etc.).
- A cor pode ser afetada pelo tempo e por sustâncias químicas da saliva e dos alimentos.
- Alguns dentes mesmo de resina acrílica ou composta que possuam alta dureza devem ser cuidadosamente indicados.

Seleção: cor, forma e tamanho

Selecionar dentes artificiais em prótese total significa determinar suas cores, formas e tamanhos.

A criação de uma prótese esteticamente agradável é um trabalho mais artístico que científico. As diretrizes para a seleção e montagem dos dentes artificiais devem servir apenas como ponto de partida. Não se pode aplicar um conjunto de regras rígido a todos os pacientes. Ao contrário, cada paciente deve ser analisado em suas especificidades.

Diastemas, sobreposições, giroversões, caracterizações ou mudanças de cor podem ser cuidadosamente usados para criar uma aparência natural. É possível também utilizar as características naturais tanto dos dentes como da gengiva para criar a ilusão de realidade. Outra possibilidade é confeccionar próteses que representem reflitam a idade cronológica, ou seja, cores e abrasões dentárias compatíveis com as idades dos pacientes.

Fundamentalmente, a prótese esteticamente boa deve promover a reabilitação harmoniosa com o meio bucal e facial adjacente, e, assim, tornar difícil a percepção da dentadura pelo leigo.

Cor

A cor é determinada pela radiação de uma fonte de luz, modificada pelo objeto e interpretada pela visão humana.

A escolha da cor dos dentes artificiais deve levar em consideração alguns aspectos do paciente: idade, sexo, cor da pele, dos cabelos e dos olhos. Frequentemente, a seleção é feita com base na idade e na cor da face do paciente, que são fatores mais determinantes. O sexo do paciente pouco pode influir, mas costuma-se dizer que a mulher deve ter dentes um pouco mais claros do que os dos homens. A cor dos cabelos e dos olhos, embora variem, tem também pouca influência, a não ser em caso de extrema dificuldade na escolha.

Usualmente a cor deve ser selecionada em uma escala de cores fornecidas pelo fabricante dos dentes que serão usados.

SELEÇÃO DA COR

A luz neutra do dia é a iluminação ideal para a seleção da cor. Essa luz, em dia claro, é considerada padrão por apresentar distribuição uniforme de energia espectral. As fontes de luz artificial foram desenvolvidas de acordo com essa condição. Comparando-se com essa fonte de luz-padrão foi criado o índice de distribuição de cor (IDC), cuja unidade tem variação de 0 a 100. Para proporcionar uma iluminação satisfatória no consultório ou na bancada do laboratório, as lâmpadas fluorescentes devem ter IDC maior que 90.

A quantidade de luz incidente nos os dentes da escala ou nos que estão sob análise também é fator importante, pois com a iluminação excessiva o olho humano não consegue distinguir nuanças. Portanto, o nível de iluminação não deve exceder a 1.500 lux, que é bem menor que a iluminação dos refletores odontológicos, que emitem quantidade de luz por volta de 8.000 lux, o que levaria o selecionador escolher cores mais claras.

A condição ideal de luz para a escolha da cor de um dia claro seria por volta das 11 horas. Dificilmente, porém, isso pode ser conseguido na prática. Assim, devem-se criar condições favoráveis para todo o dia, usando iluminação artificial adequada em consultório ou laboratório.

Outros fatores também podem interferir na tomada da cor, como: as cores das paredes, tetos, pisos e cortinas. Nesse caso, a absorção e reflexão da luz podem alterar significativamente o resultado da escolha. Portanto, devem-se evitar cores brilhantes ou fortes nos ambientes de consultórios ou laboratórios.

PERCEPÇÃO DA COR

A interpretação da cor é fator subjetivo, em razão das diferenças na capacidade de percepção de cada indivíduo. A capacidade de os olhos perceberem a cor começa a declinar quando começa acontecer um lento amarelamento de suas lentes, o "cristalino", por volta dos 30 anos. O cansaço do profissional no fim de uma jornada de trabalho, sob luz forte de refletor, pode também dificultar a percepção das nuanças das cores.

A cegueira parcial das cores (daltonismo) é fator que também deve ser levado em conta, visto que pode ocorre em 7% a 8% dos homens, e em 1% das mulheres. Tais dados sustentam a tese de que a seleção da cor deveria ser feita por mulheres entre 20 e 30 anos.

ESCALAS DE SELEÇÃO DE CORES

As escalas de cores, originalmente, foram criadas para a seleção de dentes para as próteses totais. Elas servem somente para a determinação do matiz básico da cor, de melhor indicação para cada paciente. Além disso, nos dias atuais, algumas empresas na área de fabricação de dentes artificiais estão oferecendo cores em número cada vez menor, o que acarreta grandes dificuldades na seleção das cores das dentaduras em que ainda existem dentes remanescentes antagônicos ou próteses parciais com dentes naturais intercalados (foto 62).

Com base nos aspectos citados, foram sugeridas algumas diretrizes para a escolha da cor dos dentes artificiais.

- ▶ Pessoas de pele escura devem ter dentes mais escuros, ou seja, mais amarelos ou marrons que as de pele clara. Isso ajudará a minimizar o contraste do dente com a pele, o que torna a prótese menos evidente.
- ▶ Indivíduos com pele, cabelos, olhos claros costumam também ter dentes claros, com predominância do cinza e baixo grau de saturação da cor.

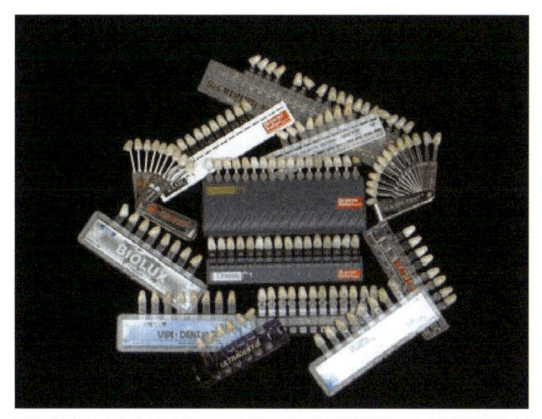

FOTO 62. ESCALAS DE CORES DE DENTES ARTIFICIAIS

- Os jovens geralmente têm dentes mais claros, com colorido róseo, por causa dos tecidos pulpares subjacentes e bordas incisais mais translúcidas.
- Os mais idosos frequentemente têm dentes mais manchados e menos translúcidos nas incisais, o dente todo tende apresentar a mesma cor e é mais escuro, predominando o amarelo e o marrom.
- Os incisivos laterais e os primeiros pré-molares são frequentemente mais claros que os demais dentes do mesmo indivíduo.
- Os dentes homólogos devem ter a mesma cor, isto é, a do incisivo central direito igual à do esquerdo, a do incisivo lateral direito igual à do esquerdo, a do canino direito igual à do esquerdo, e assim sucessivamente, o que permite misturar cores.
- A cor aparente de um dente é afetada por sua posição no arco: dentes proeminentes parecem mais claros, enquanto os retraídos têm aparência mais escura.

TOMADA DA COR

A tomada da cor deve ser feita com o paciente em posição vertical, com a boca no nível dos olhos do profissional.

Alguns cuidados importantes durante a tomada da cor devem ser observados:
- usar, sempre que possível, luz natural indireta, evitando interferências de luz refletida ou direta. Não sendo possível contar com a luz natural, usar de preferência luz artificial branca;

- evitar interferência de cores de objetos próximos, como a roupa do paciente, as paredes, as cortinas etc.;
- usar sempre a escala de cores do fabricante que fornecerá os dentes;
- olhar para um cartão azul durante 20 ou 30 segundos momentos antes de escolher a cor (a cor azul sensibiliza a retina às gradações do amarelo);
- umedecer os dentes da escala de cores e colocá-los sob o lábio superior do paciente (assim, observam-se rapidamente várias cores, e a que melhor se harmonizar com a cútis deve ser a escolhida);
- utilizar a cor dos dentes da dentadura antiga, caso esteja adequada, ou isso seja solicitado pelo paciente;
- o teste de Squint também pode ser útil, quando persistirem dúvidas entre duas ou mais cores da escala. Dentes das cores duvidosas deverão ser colocados ao mesmo tempo próximos do rosto do paciente. Fecha-se totalmente um dos olhos e com o outro quase fechado olha-se fixamente para eles. Depois de alguns segundos, começam a desaparecer do campo visual. Aquele que desaparecer primeiro lugar deverá ser o escolhido, pois é provavelmente a cor mais harmoniosa e aceitável.

Forma

Os estudos a respeito das formas dentais tiveram seu início em 1906, quando Berry apresentou sua teoria, que relacionava formas dos dentes com o temperamento dos indivíduos. Já nessa época ele observou a semelhança entre a forma do incisivo superior e a do rosto. Essa relação entre a forma do rosto e a forma do dente foi popularizada nos estudos de J. Leon Williams em 1914. Baseando-se em observações feitas em dentições naturais, esse autor notou que a forma do incisivo central superior em posição invertida corresponde ao contorno da face do indivíduo. Assim, ele enquadrou as formas dentárias num esquema bem simples, classificando-as, segundo a forma do rosto, em *quadradas*, *ovoides*, *triangulares* e *formas mistas*. Ao apresentar seu trabalho sobre a possível harmonia entre a forma da face e a forma do incisivo central superior (foto 63), Williams marcou o início de uma nova era na estética protética. Sabemos desde então que forma, tamanho, posição, alinhamento e cor dos dentes artificiais são problemas que devem ser resolvidos separadamente.[12]

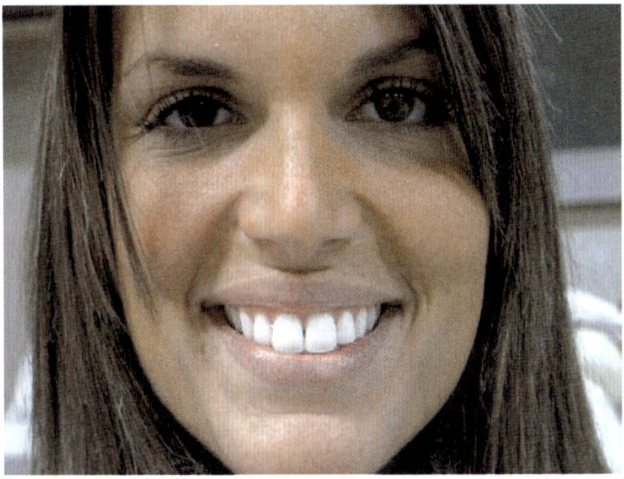

FOTO 63. FORMA DO ROSTO IGUAL À FORMA DO INCISIVO CENTRAL

Esse esquema vigora até nossos dias, e a maioria das formas dos dentes oferecidas no comércio baseia-se nele, com variações apenas de tamanho, espessura e perfil, e outras, incorporando combinações nas formas clássicas, por exemplo, a forma triangular afilada e a quadrada alongada.

A respeito da escolha das formas dentais, deve-se ter especial atenção com os indivíduos idosos, ou seja, dentes triangulares na medida do possível devem ser evitados, pois eles possuem os contatos proximais mais próximos da região incisal. Assim sendo, nos obrigaria a preencher com a gengiva artificial o espaço da papila interdental, para evitar a retenção de alimentos, o que tornaria a prótese não compatível com a idade cronológica desses pacientes e às vezes repercutindo em sua estética. Portanto, para os indivíduos idosos com exposição excessiva da gengiva, recomenda-se a utilização de dentes de forma mais quadrada ou ovoide.

---

[12] P. Saizar, *Prótesis a placa*, cit.

Tamanho

O tamanho do dente artificial corresponde ao somatório de seu comprimento e sua largura. Normalmente, quando da seleção, o incisivo central superior é a referência para a escolha dos demais dentes anteriores, em razão de os fabricantes colocarem à disposição no mercado embalagens predefinidas contendo os seis dentes anteriores superiores de acordo com suas cartas-moldes, e os demais dentes seguem uma tabela de relacionamento para o tamanho também criada por eles. Seria mais lógico se pudéssemos selecionar pelo tamanho de cada dente anterior homólogo, pois assim haveria maior possibilidade de individualização das próteses totais.

Os critérios para a determinação do tamanho dos dentes artificiais, ou seja, seus comprimentos e suas larguras, não são precisos. Apesar de vários estudos anatômicos e antropológicos, ainda não se conhece um método infalível para essa finalidade. Assim, a decisão por um ou outro tamanho deverá ser do dentista, com base no bom senso clínico e artístico e nas informações dos próprios pacientes. Após a montagem dos dentes a escolha deverá ser ou não confirmada por provas na boca do paciente.

COMPRIMENTO

Medida do bordo incisal até o limite cervical da coroa anatômica do dente. O comprimento do dente artificial é particularmente importante nos indivíduos com sorriso bastante alto, ou seja, a linha labial superior eleva-se muito com o sorriso, fazendo com que haja exposição excessiva da gengiva da prótese. A exposição excessiva da gengiva, apesar de não ser de agrado da maioria dos pacientes, não é possível de ser solucionada, pois, por vezes, o dente de maior comprimento existente no mercado não consegue escondê-la ou, quando consegue, pode comprometer esteticamente pelo seu comprimento exagerado.

A linha labial alta ou linha alta do sorriso é registrada no plano de orientação superior. O paciente deve ser orientado a sorrir forçado, para que se marque a altura do lábio no plano de cera. Nessa etapa, também podemos traçar a linha do sorriso sereno (discreto), marcando-a no plano de cera. A comparação dessas duas linhas poderá trazer algum benefício, ou seja, o comprimento do incisivo poderá ter até três vezes o tamanho da distância entre elas (fotos 64a e 64b).

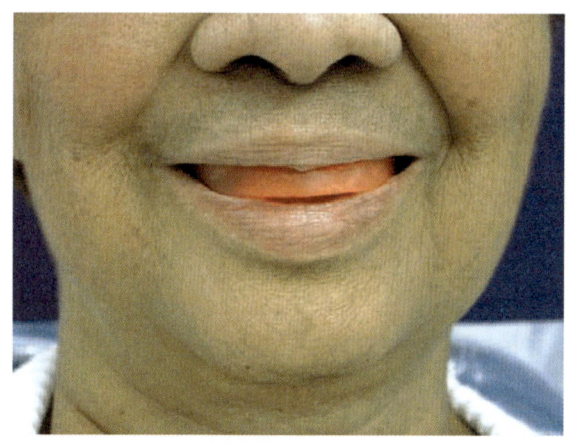

FOTO 64A. LINHA ALTA DO SORRISO

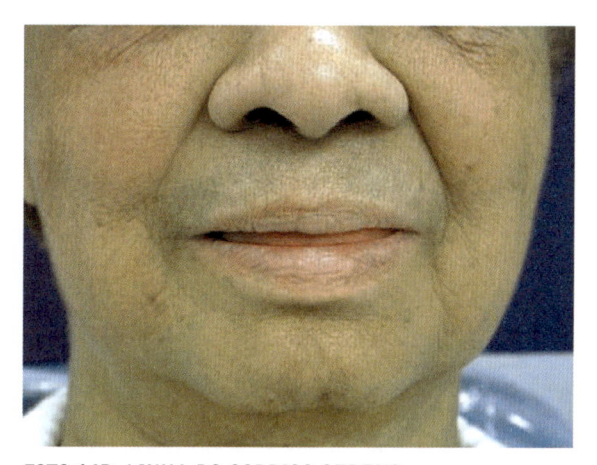

FOTO 64B. LINHA DO SORRISO SERENO

LARGURA

A linha dos caninos, ou linha intercanina, indica a largura dos seis dentes anterior superiores. É registrada, nos planos de orientação, na região correspondente às comissuras labiais, com o paciente com a mandíbula em posição de repouso. Assim, a medida em curva da distância entre essas duas linhas aponta a largura dos seis dentes anterior superiores dispostos em curva. Há outras maneiras de localização da posição dos caninos no arco alveolar, como: localizar as inserções do músculo bucinador na maxila, marcar no plano de orientação 3 mm a 4 mm para anterior; nessa posição estariam as distais dos caninos. A outra técnica sugere a colocação de uma linha sobre o rosto do paciente, passando pela comissura palpebral interna e pela asa do nariz; no seu prolongamento sobre o plano de cera na boca do paciente estaria localizado o vértice da cúspide do canino, lembrando que, para usar essa referência, temos que aumentar de 2 mm a 3 mm a distância encontrada, a fim de atingir a medida da face distal.

Dispositivo para selecionar e provar dentes artificiais

Mesmo seguindo os critérios conhecidos, a seleção ideal dos dentes artificiais somente é confirmada com as provas na boca dos pacientes, e muitas vezes essa escolha pode não ser satisfatória, pois o engano pode ocorrer tanto na cor como na forma, tamanho e disposição (enfileiramento) dos dentes, motivos pelos quais deverão ser trocados, o que demandará mais tempo, trabalho e custos na elaboração da prótese.

O dispositivo para a seleção dos dentes artificiais poderá auxiliar nessa tarefa, diminuindo a possibilidade de erros. Com ele, os dentes são conferidos antes mesmo de suas montagens na base da dentadura. Para poder utilizá-lo, porém, o dentista deverá ter em seu consultório todas as placas de dentes anteriores superiores com os quais está acostumado a trabalhar.

Esse instrumento, além de permitir uma escolha mais adequada dos dentes, também é útil na determinação da cor da futura prótese. Para isso, o técnico de laboratório deve produzi-los como uma escala de gengiva, isto é, vários provadores com tons diferentes de resina acrílica rosa (fotos 65a e 65b).

O dispositivo também permite que o paciente possa opinar a respeito da seleção da cor, do tamanho e da forma, e também da disposição dos dentes. Eles são rapidamente colocados no instrumento, a ser levado à boca, diante de um espelho, para que o paciente observe e decida. Além de facilitar o trabalho, tal dispositivo faz com que o paciente torne-se cúmplice do dentista, o que fortalece o relacionamento profissional entre ambos.

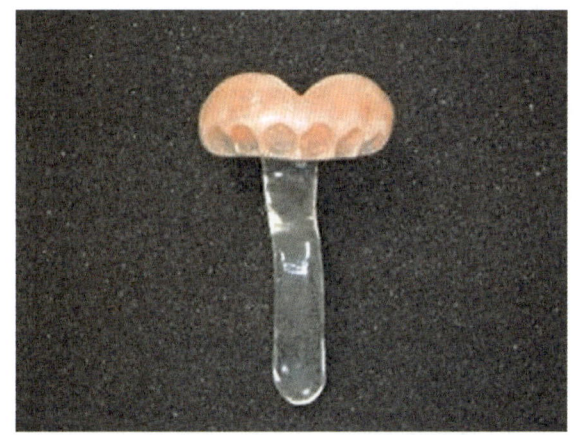

FOTO 65A. DISPOSITIVO PARA PROVAR DENTES

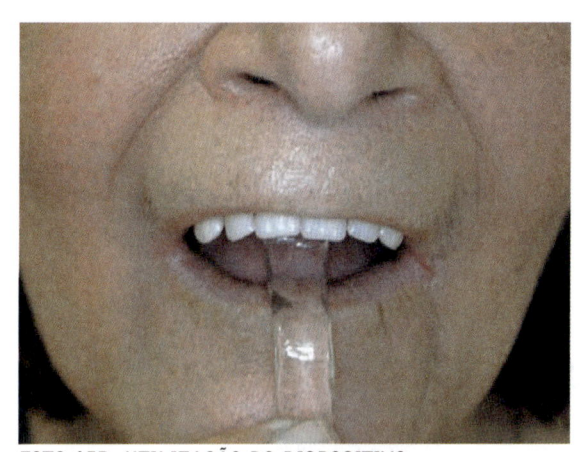

FOTO 65B. UTILIZAÇÃO DO DISPOSITIVO

Material e instrumentos
- modelo da maxila tamanho médio;
- resina acrílica incolor e rosa (vários tons) termicamente ativada;
- isolante para resina acrílica;
- cera utilidade;
- cera rosa nº 7;

- gesso comum;
- silicone de laboratório;
- grau e espátula para gesso;
- pote para resina acrílica com tampa;
- pote Dappen;
- dosador para resina, pó e líquido;
- mufla nº 6;
- espátula nº 36;
- espátula nº 7;
- Le Cron;
- recipiente para fundir cera;
- lamparina de álcool comum e tipo Hannau;
- micromotor com ponta reta e contra-ângulo;
- fresa Max Cut, granulação média;
- mandril para tiras de lixas;
- tiras de lixa de papel média e fina;
- pincel para isolante;
- lápis preto.

Técnica de confecção
- delimitar em um modelo de gesso da maxila a região anterior;
- confeccionar em cera rosa nº 7 uma base com um cabo por palatino sobre o modelo e montar sobre ela os dentes anteriores, e esculpir a gengiva de forma tradicional (fotos 66a e 66b);

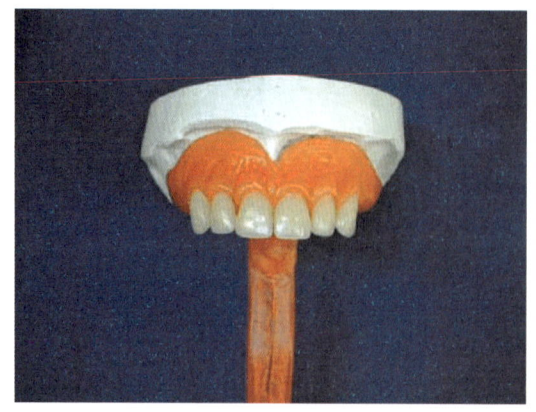

FOTO 66A. BASE EM CERA VISTA VESTIBULAR

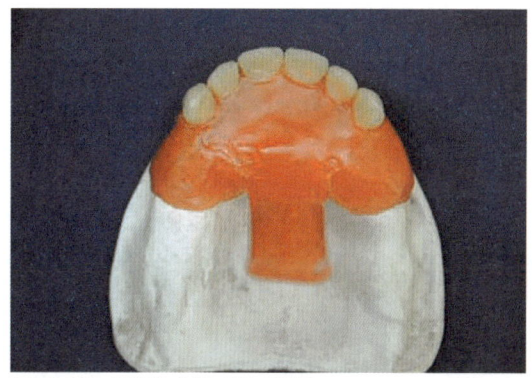

FOTO 66B. VISTA POR PALATINO

- em seguida remover os dentes montados, deixando evidenciados os locais que ocupavam (fotos 67a e 67b);

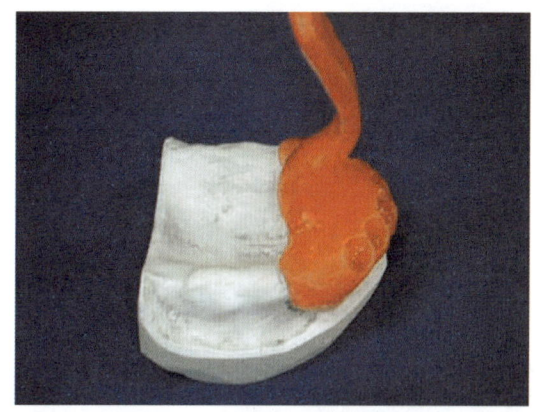

FOTO 67A. BASE COM DENTES RETIRADOS

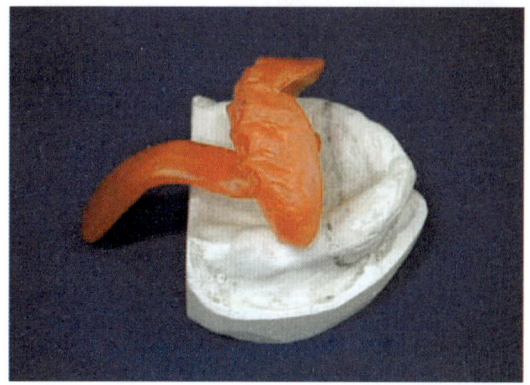

FOTO 67B. BASE SEM DENTES RETIRADA DO MODELO

- incluir em mufla o modelo com a base esculpida e sem os dentes, confeccionar uma muralha em silicone e em seguida completar a contramufla; após a presa do gesso, fazer a reabertura e eliminar a cera (fotos 68a e 68b);

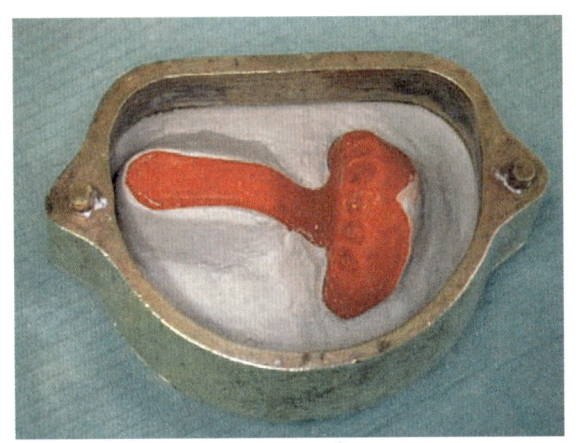

FOTO 68A. BASE EM CERA INCLUÍDA NA MUFLA

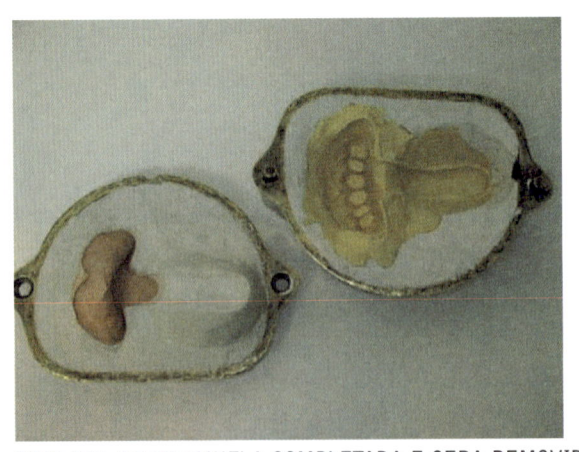

FOTO 68B. CONTRAMUFLA COMPLETADA E CERA REMOVIDA

- nesse ponto, o procedimento segue similar ao da preparação de uma base de prótese total para a polimerização descrita no capítulo 12 (fotos 69a, 69b, 69c e 69d);

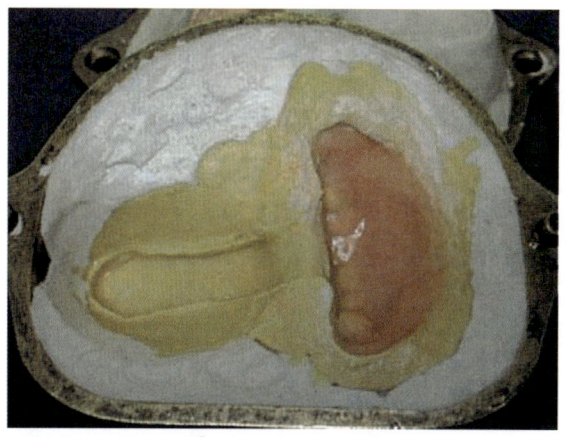

FOTO 69A. APLICAÇÃO DA RESINA ROSA

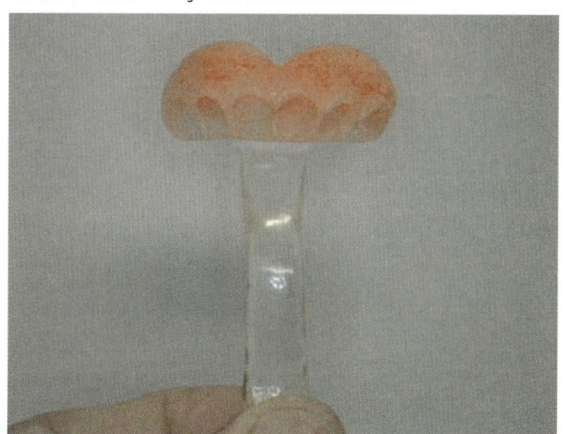

FOTO 69B. CONTRAMUFLA COMPLETADA E CERA REMOVIDA

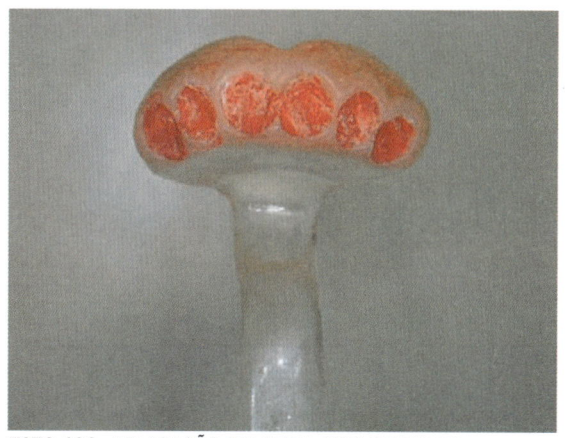

FOTO 69C. APLICAÇÃO DE CERA NOS CASULOS

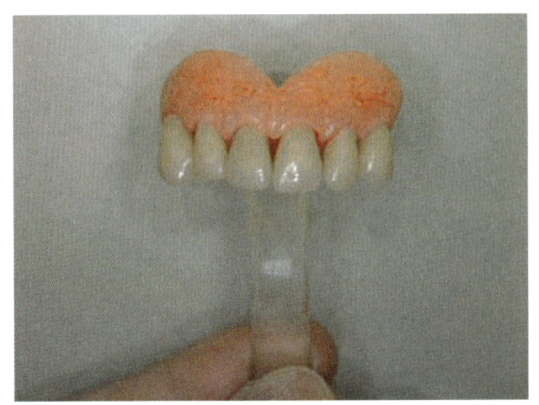

FOTO 69D. DENTES COLOCADOS PARA AS PROVAS

Montagem dos dentes artificiais

Após a seleção adequada dos dentes artificiais (tamanho, forma e cor), dá-se início à fase de montagem, obedecendo a determinada sequência, dividida em duas etapas:
- etapa estética, montagem da bateria de dentes anteriores, superiores e inferiores;
- etapa funcional, montagem dos dentes posteriores, superiores e inferiores.

Sequência de montagem, dentes anteriores superiores

Em sua montagem, os dentes anteriores devem ser orientados pelos planos de orientação da maxila e da mandíbula. As faces vestibulares dos dentes superiores devem corresponder à face vestibular do plano de cera, e as incisais devem ocupar o ângulo vestíbulo-oclusal. Inicia-se a montagem pelo incisivo central direito ou esquerdo, depois o incisivo lateral e canino respectivamente. Repetir a mesma sequência do lado oposto. Montada a bateria anterior superior, a mesma sequência deve ser repetida para os dentes inferiores anteriores.

Procedimentos
- com auxílio da espátula Le Cron, remove-se do plano de orientação, a partir da linha mediana, uma porção de cera pouco mais larga que

o dente a ser colocado. Em seguida, com uma espátula nº 7 aquecida, plastifica-se essa região e coloca-se o dente. Esse procedimento deve ser seguido para todos os dentes (fotos 70a, 70b e 70c).

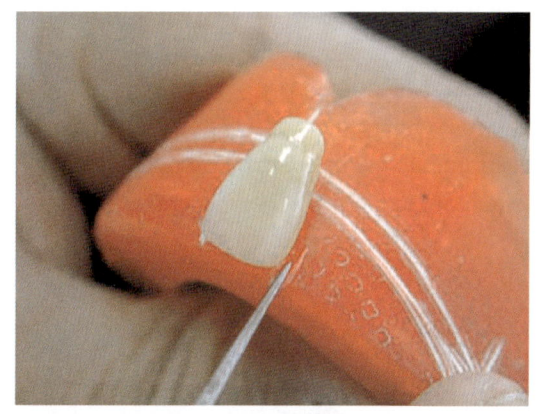

FOTO 70A. ESPAÇO PARA O DENTE

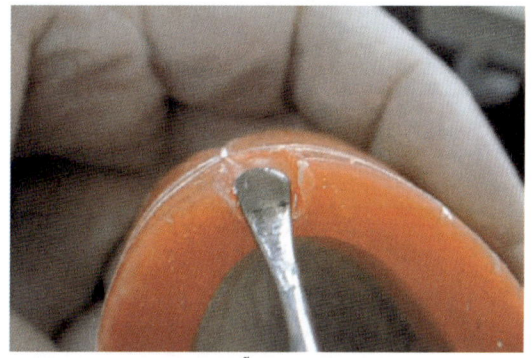

FOTO 70B. PLASTIFICAÇÃO DA CERA

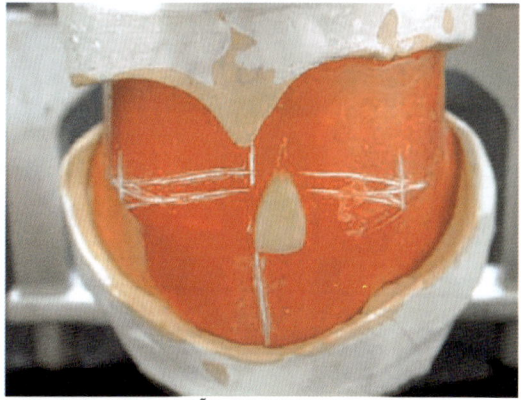

FOTO 70C. COLOCAÇÃO DO INCISIVO CENTRAL

SITUAÇÃO INDIVIDUAL DOS DENTES NO ARCO DE OCLUSÃO

Incisivo central superior

- a face vestibular acompanha a inclinação anterior do plano de oclusão da maxila;
- a face incisal toca o plano de cera inferior;
- o terço incisal da face mesial fica encostado na linha mediana;
- o colo do dente é ligeiramente inclinado para a abóbada palatina;
- o longo eixo do dente (coroa e raiz) fica ligeiramente distalizado.

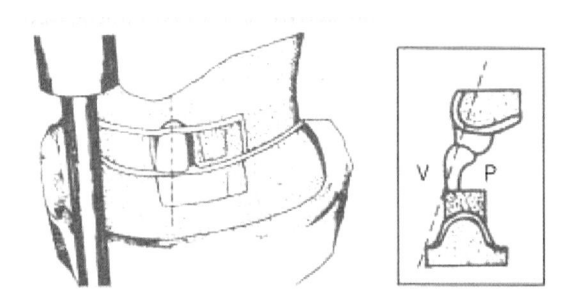

FIGURA 8. POSIÇÃO DO INCISIVO SUPERIOR

Incisivo lateral superior

- a face incisal fica ligeiramente afastada do plano de orientação inferior;
- o terço incisal da face mesial fica encostado na face distal do incisivo central;
- a inclinação para palatina é um pouco mais acentuada do que a do incisivo central;
- o longo eixo do dente é pouco mais inclinado para distal do que o do incisivo central.

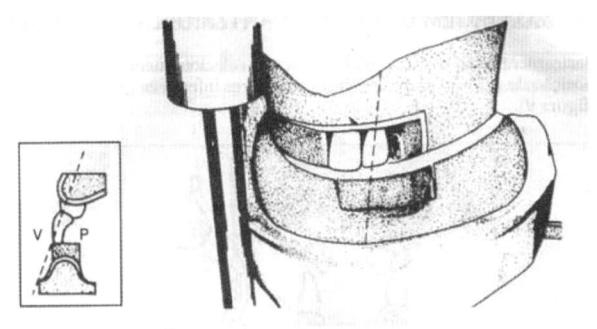

FIGURA 9. POSIÇÃO DO INCISIVO LATERAL

Canino superior

- o vértice da cúspide toca o plano de orientação inferior na borda vestíbulo-oclusal;
- a face mesial toca a face distal do incisivo lateral;
- não deve ter inclinação para palatina: o dente deve ficar paralelo à face vestibular do plano de cera superior;
- a inclinação do longo eixo para distal é ligeiramente menor do que a do incisivo lateral.

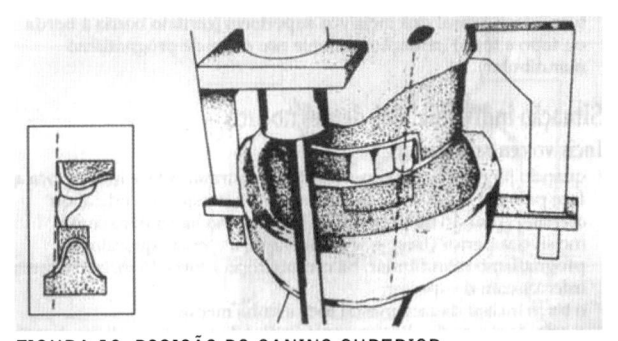

FIGURA 10. POSIÇÃO DO CANINO SUPERIOR

Após a montagem dos dentes incisivo central e lateral e do canino, repete-se a mesma sequência para o lado oposto (foto 71).

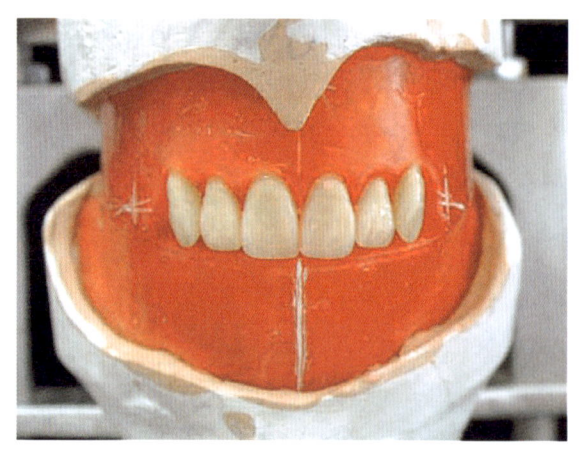

FOTO 71. BATERIA DOS DENTES ANTERIORES SUPERIORES MONTADAS

Importância do dentes anteriores inferiores

Os dentes anteriores inferiores exercem uma função muito importante na estabilidade das próteses totais bimaxilares. O correto estabelecimento de suas posições e inclinações e o correto relacionamento com os superiores quanto aos trespasses vertical e horizontal, bem como os registros adequados das relações intermaxilares, promoverão um incremento na estabilidade das próteses, que além de melhorar a eficiência mastigatória diminuirá em muito a sobrecarga gerada na região anterior dos rebordos alveolares, principal fator de traumatismos na região dos dentes anteriores que aceleram sobremaneira a reabsorção óssea.

As posições dos dentes artificiais superiores e, principalmente, as dos inferiores não devem ser decididas pura e simplesmente pelos dentistas ou protéticos, baseados exclusivamente em fatores estéticos, como se costuma verificar. Elas devem ser decididas também pela relação esquelética do maxilar superior com o inferior. Isso significa que se a mandíbula, em relação de DVO, localizar-se por detrás da maxila (relação de classe II de Angle, ou projeção maxilar), os dentes artificiais inferiores deverão manter um trespasse horizontal (*over jet*) proporcional à discrepância. O mesmo deve ser observado em situação contrária, ou seja, com a mandíbula à frente da maxila (relação de classe III de Angle, ou projeção mandibular), o relacionamento dentário deverá também guardar essa relação. Somente nos casos de normo-relação, ou seja, maxila alinhada à mandíbula no plano frontal (relação de classe I de Angle) é que poderá haver maior proximidade em DVO das faces incisais dos dentes inferiores com a palatina dos superiores; mesmo assim, sem que o contato se estabeleça (fotos 72a e 72b).

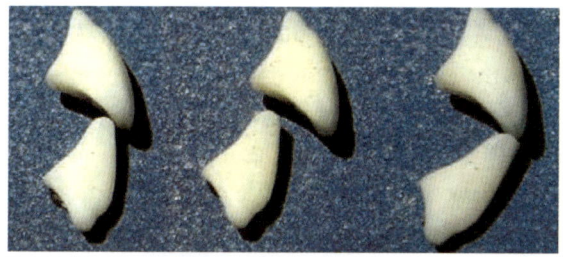

FOTO 72A. RELACIONAMENTO DOS DENTES ANTERIORES CLASSE I, II E III DE ANGLE

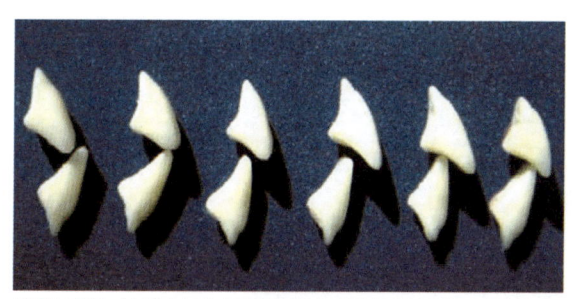

FOTO 72B. ALGUMAS POSSIBILIDADES DE RELACIONAMENTOS ENTRE SUPERIORES E INFERIORES

COMO DETERMINAR AS POSIÇÕES E INCLINAÇÕES DOS DENTES ANTERIORES INFERIORES

Concordando com os princípios de McHorris[13] de que a posição dos dentes naturais anteriores inferiores sobre a crista do rebordo alveolar original, com inclinação de 90° de seu longo eixo com o raio do arco de

---

[13] W. H. McHorris, "Occlusion: with Particular Emphasis on the Functional and Parafunctional Role of Anterior Teeth", em *Journal of Clinical Orthodontics* 10 (13), outubro de 1979, pp. 684-701.

fechamento mandibular, é a posição de maior estabilidade biomecânica para eles; e também concordando com a opinião de diversos autores de que os dentes artificiais devem ocupar as mesmas posições dos dentes naturais que estão substituindo; desenvolvemos uma metodologia para a montagem dos dentes artificiais, anteriores inferiores em prótese total, em que esses princípios foram incorporados, com resultados biomecânicos favoráveis.

Essa técnica de montagem, descrita a seguir, passo a passo, orienta a localização e a inclinação mais adequada dos dentes anteriores inferiores, em todos os casos de relacionamentos esqueléticos maxilomandibulares de prótese total, ou seja, normo-relação, projeção maxilar ou projeção mandibular. Essa montagem permite também um incremento na estabilidade da prótese inferior, pois as cargas direcionadas ao longo do eixo dos dentes anteriores inferiores, assim colocados, são transmitidas de maneira equilibrada pela base da dentadura por toda a área de suporte (figura 11).

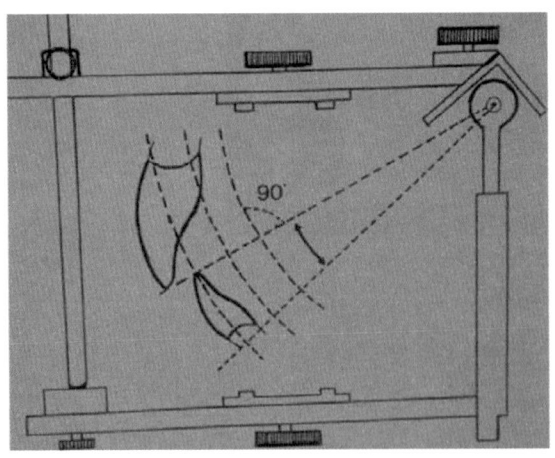

FIGURA 11. ESQUEMA DE MCHORRIS PARA OS DENTES NATURAIS ANTERIORES INFERIORES

Procedimentos
- instrumentos para a técnica de montagem dos dentes anteriores inferiores (foto 73);

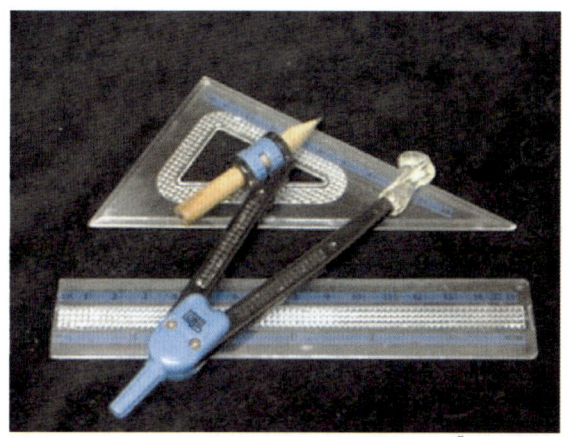

FOTO 73. INSTRUMENTOS PARA A LOCALIZAÇÃO DOS DENTES ANTERIORES INFERIORES

- localizar e assinalar com lápis, no modelo de trabalho da mandíbula montado em articulador, a linha mediana que está marcada no plano de orientação da maxila, fazendo um traço que se estende desde a borda do modelo até a crista do rebordo alveolar residual (foto 74);

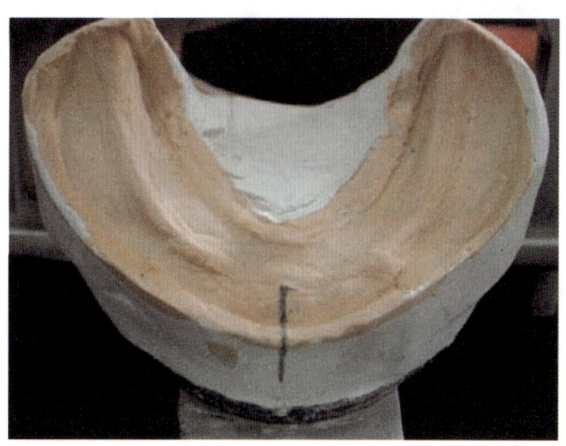

FOTO 74. LINHA MEDIANA TRAÇADA NO MODELO INFERIOR ATÉ A CRISTA DO REBORDO

- localizar a posição mais vestibular da crista óssea alveolar anterior (crista original) no modelo inferior e, com um esquadro apoiado na linha mediana, traçar uma perpendicular que vai se estender até a lateral do modelo de ambos os lados (fotos 75a e 75b);

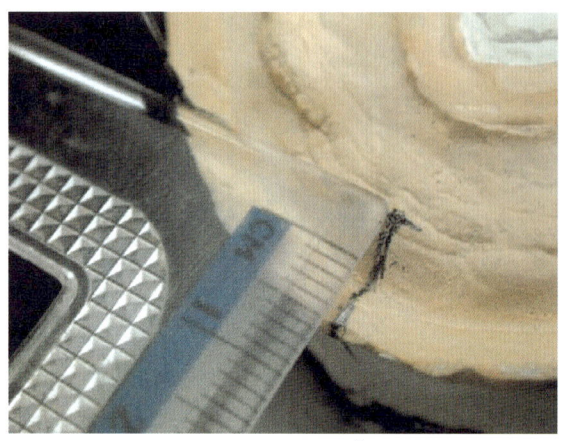

FOTO 75A. LINHA PERPENDICULAR À LINHA MEDIANA

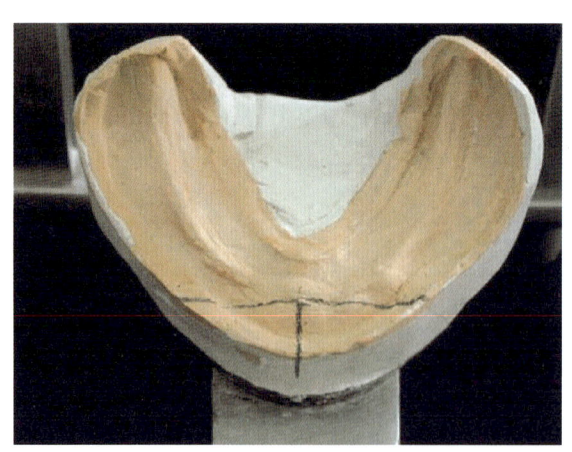

FOTO 75B. LINHA PERPENDICULAR BILATERAL

- usa-se um compasso escolar simples, com a ponta-seca preparada para se adaptar ao côndilo do articulador semiajustável, para traçar o arco de fechamento mandibular, apoiando-se a ponta de grafite sobre a marca na lateral do modelo. Essa operação é feita de ambos os lados (fotos 76a e 76b);

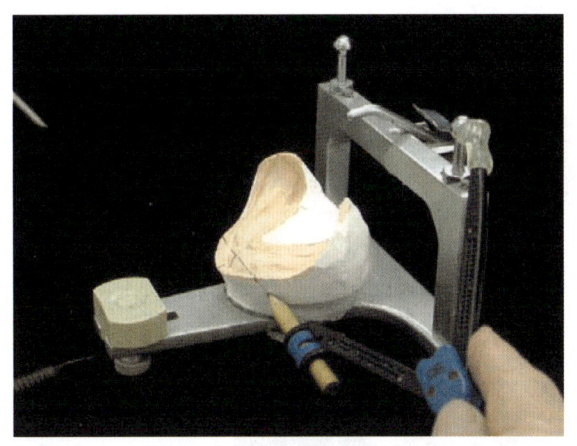

FOTO 76A. COMPASSO PARA TRAÇAR O ARCO DE FECHAMENTO MANDIBULAR

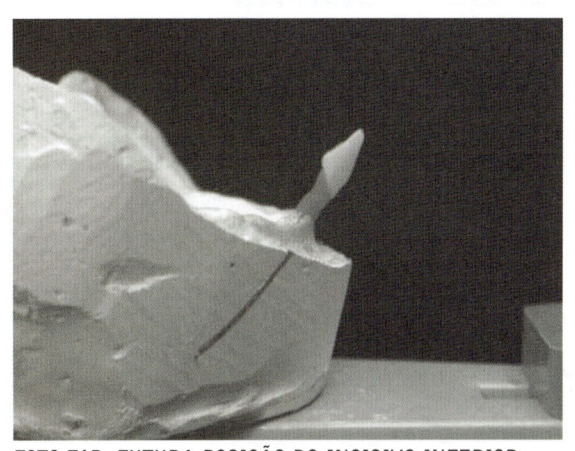

FOTO 76B. FUTURA POSIÇÃO DO INCISIVO INFERIOR

- recoloca-se o plano de orientação da mandíbula no modelo, transcrevendo para a superfície oclusal do plano de orientação inferior em cera as linhas feitas no modelo. Remove-se a quantidade de cera que corresponde ao espaço entre a linha mediana e a linha da crista, o suficiente para caber em altura o incisivo central. Em seguida os dentes são colocados orientados pelas linhas marcadas no modelo de acordo com a sequência a seguir (fotos 77a, 77b, 77c e 77d).

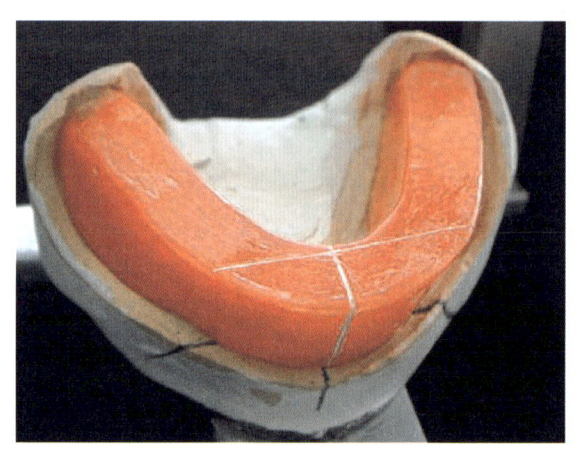

FOTO 77A. LINHAS DO MODELO TRANSCRITAS NA CERA

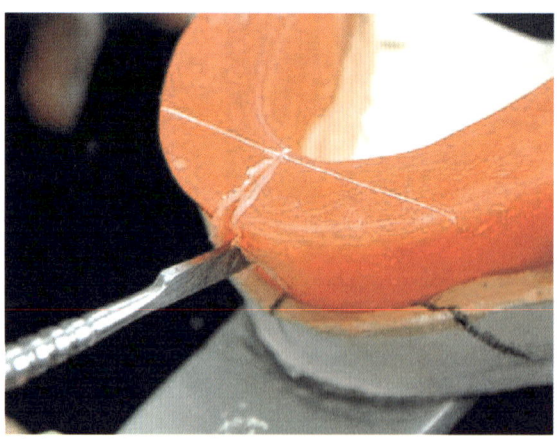

FOTO 77B. CORTE DA CERA NA LINHA MEDIANA

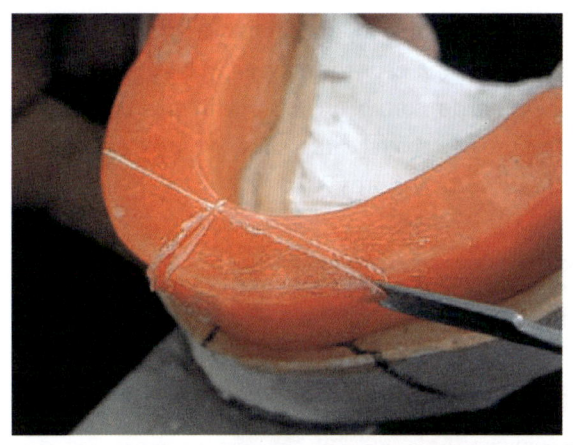

FOTO 77C. CORTE DA CERA NA LINHA DA CRISTA DO REBORDO

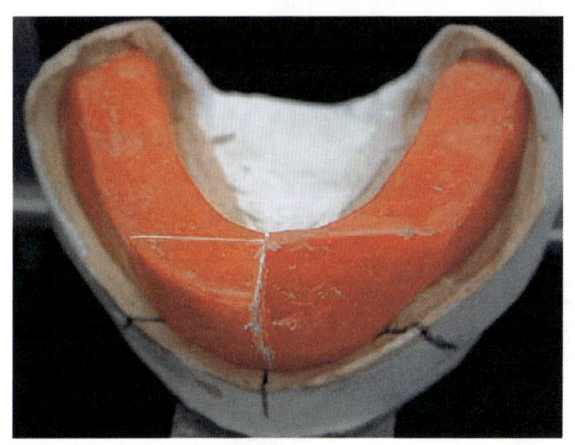

FOTO 77D. CERA REMOVIDA

Sequência de montagem, dentes anteriores inferiores

Como nos dentes anteriores superiores, a sequência de montagem dos anteriores inferiores é iniciada por um dos lados, direito ou esquerdo, do arco de cera, com a colocação do incisivo central, do incisivo lateral e do canino, respectivamente; em seguida repete-se no lado oposto.

INCISIVO CENTRAL INFERIOR

- No espaço de onde foi retirada a quantidade de cera, coloca-se o incisivo central inferior de tal forma que sua face mesial encoste na linha mediana. Seu longo eixo, numa vista frontal, deverá estar paralelo à linha mediana e, por uma vista lateral, deverá estar sobre a crista do rebordo com a mesma inclinação do arco de fechamento mandibular; e sua face incisal, com aproximadamente 1 mm de trespasse vertical (fotos 78a e 78b).

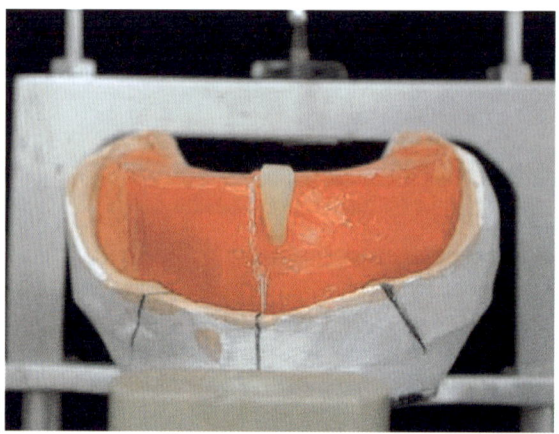

FOTO 78A. POSIÇÃO DO INCISIVO CENTRAL VISTA FRONTAL

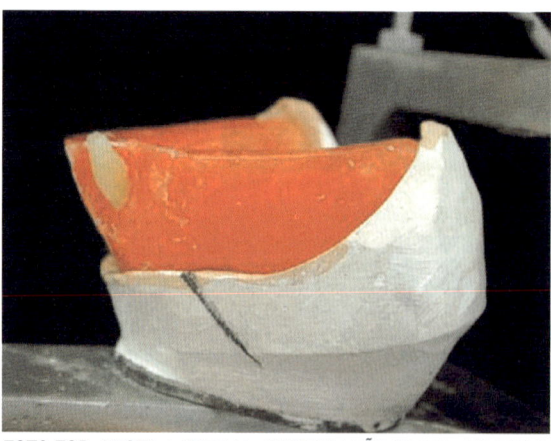

FOTO 78B. VISTA LATERAL, INCLINAÇÃO IGUAL AO ARCO DE FECHAMENTO

INCISIVO LATERAL INFERIOR

- Repete-se com ele o que foi feito com o incisivo central em relação ao arco de fechamento mandibular e inclinações do longo eixo;

apenas deve-se observar a curvatura do arco alveolar na região anterior (foto 79).

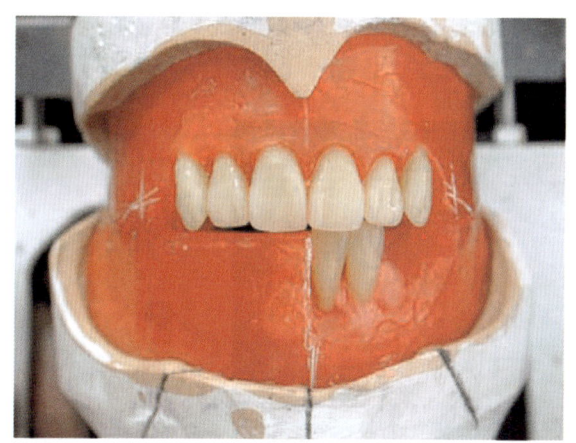

FOTO 79. MONTAGEM DO INCISIVO LATERAL

CANINO INFERIOR

- Utilizamos as mesmas referências usadas para a montagem dos incisivos, observando também a curvatura do arco alveolar, mas em relação ao longo eixo, numa vista frontal, deverá estar ligeiramente distalizado (foto 80).

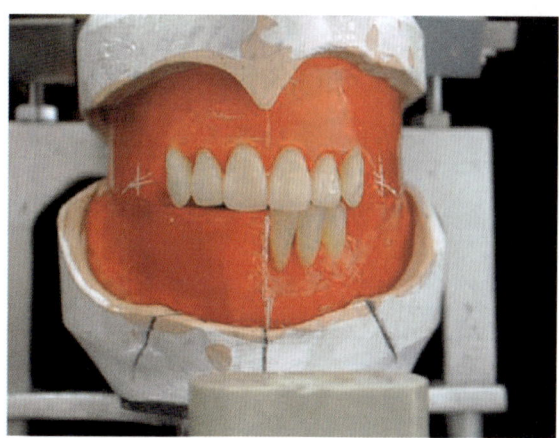

FOTO 80. MONTAGEM DO CANINO

- Após a montagem dos três dentes de um lado, repete-se a montagem para o lado oposto. Em seguida a prótese (limpa e com os colos cervicais e papilas interdentais definidos) deve ser enviada para o dentista para que sejam feitas as provas estéticas (fotos 81a e 81b).

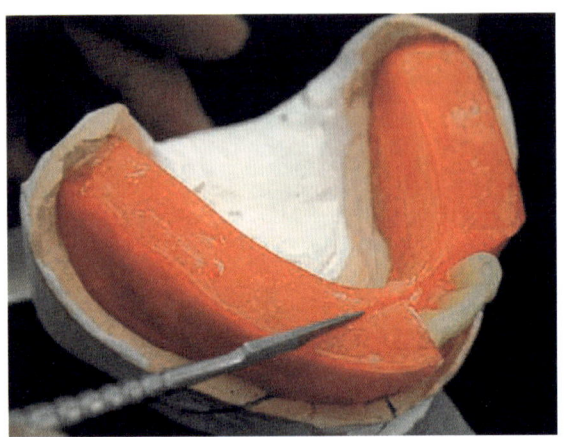

FOTO 81A. REPETIÇÃO DA MANOBRA PARA O LADO OPOSTO

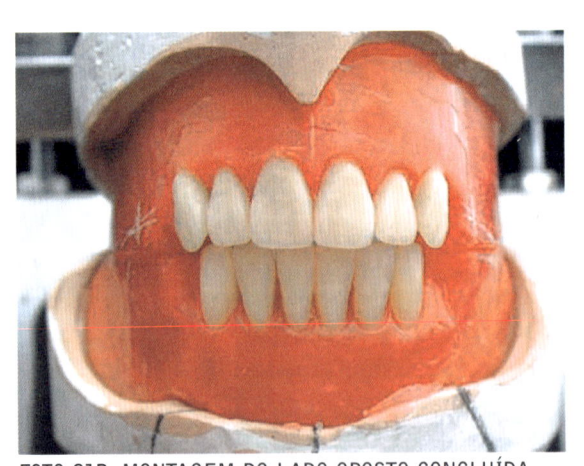

FOTO 81B. MONTAGEM DO LADO OPOSTO CONCLUÍDA

Montagem dos dentes posteriores

Inicia-se a montagem pelos superiores de um hemiarco, utilizando-se a referência da curva de compensação na superfície oclusal do plano de orientação da mandíbula, para o apoio das cúspides desses dentes. No sentido vestíbulo-bucal, os dentes superiores deverão estar direcionados para a crista do rebordo alveolar inferior. Após a montagem de ambos os lados inicia-se a montagem dos inferiores.

Procedimentos
- *Primeiro pré-molar superior:* traçar sobre a superfície oclusal do plano de orientação da mandíbula uma linha que parte do centro do trígono retromolar e chega até a face distal do canino inferior já montado, que corresponde à crista do rebordo alveolar inferior, conhecida como linha de força (foto 82);

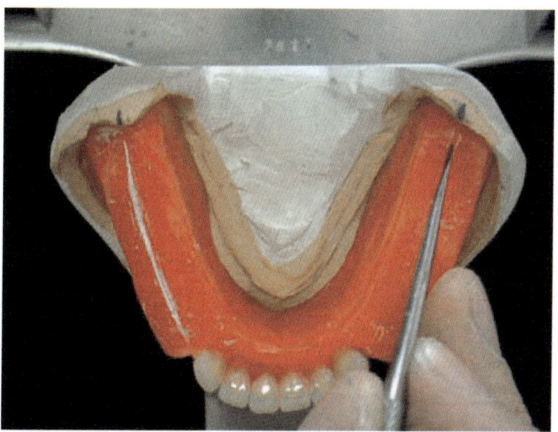

FOTO 82. DEMARCAÇÃO NO PLANO INFERIOR DAS LINHAS DA CRISTA DO REBORDO

- remover uma quantidade de cera do plano de orientação da maxila que corresponde ao primeiro pré-molar até que seja possível a visualização da linha de força assinalada no arco de oclusão da mandíbula, tanto por vestibular como por palatino, isso com os planos em oclusão (foto 83);

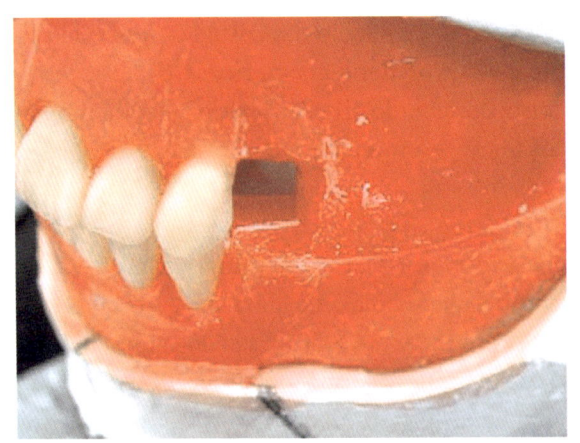

FOTO 83. VISUALIZAÇÃO DA LINHA DE FORÇA

- colocar o primeiro pré-molar superior no espaço, observando o toque das cúspides no plano inferior, e verificando se a cúspide palatina está sobre a linha de força. O seu longo eixo, no sentido tanto mésio-distal quanto vestíbulo-palatino, deverá estar perpendicular à superfície oclusal do plano de orientação inferior (foto 84);

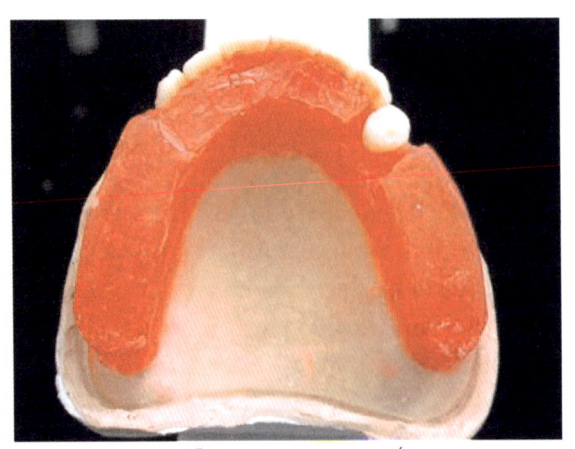

FOTO 84. COLOCAÇÃO DO PRIMEIRO PRÉ-MOLAR SUPERIOR

> **OBSERVAÇÃO**
> Dependendo da inclinação vestíbulo-lingual da curva de compensação, a cúspide palatina do primeiro pré-molar poderá ficar ligeiramente afastada da linha de força.

- *Segundo pré-molar superior:* remover mais uma quantidade de cera do plano de orientação da maxila que corresponde ao segundo pré-molar até a visualização da linha de força mandibular. O dente deve ser montado também com as cúspides vestibular e palatina apoiadas no plano inferior; a cúspide palatina deve tocar a linha de força mandibular. Os longos eixos nos sentido mésio-distal e vestíbulo-lingual devem também estar perpendiculares à superfície oclusal do plano de orientação inferior (foto 85).

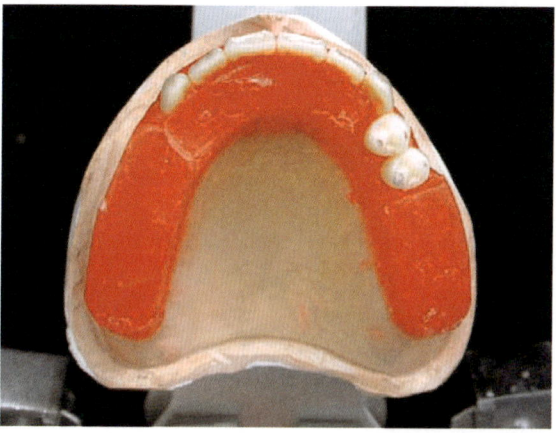

FOTO 85. COLOCAÇÃO DO SEGUNDO PRÉ-MOLAR SUPERIOR

- *Primeiro molar superior:* os mesmos cuidados na colocação do segundo pré-molar superior devem ser observados para esse dente. Todas as suas cúspides devem tocar o plano inferior, e as palatinas na linha de força devem manter o sulco central das cúspides alinhado com os pré-molares (foto 86).

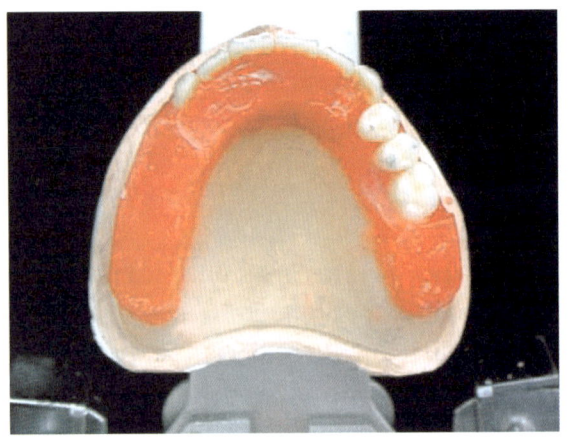

FOTO 86. COLOCAÇÃO DO PRIMEIRO MOLAR SUPERIOR

- *Segundo molar superior:* com este dente repetimos exatamente as mesmas situações e posições do primeiro molar. Após a montagem do hemiarco, repete-se a operação do hemiarco oposto (fotos 87a e 87b).

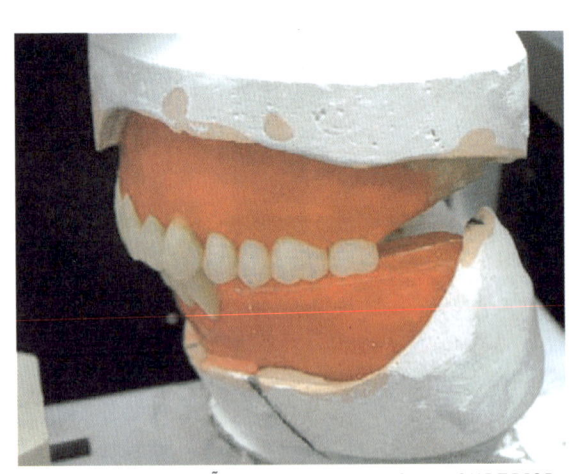

FOTO 87A. COLOCAÇÃO DO SEGUNDO MOLAR SUPERIOR

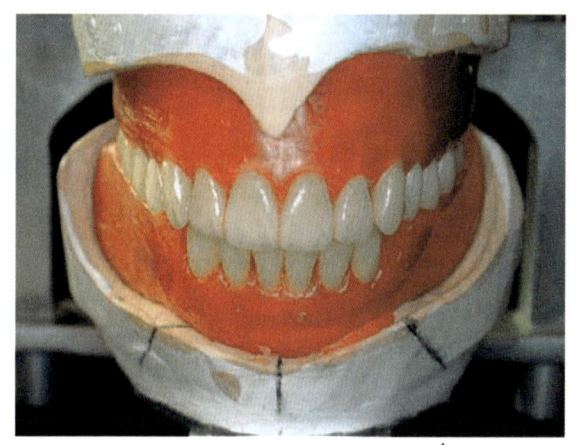

FOTO 87B. MONTAGEM DA MAXILA CONCLUÍDA

Montagem dos dentes inferiores posteriores

Procedimentos

Para a montagem dos inferiores posteriores, obedeceremos à mesma sequência utilizada para os superiores posteriores, e, dependendo do relacionamento horizontal dos modelos, a situação dos contatos oclusais entre os arcos serão diferentes (relação normal: classe I; projeção maxilar: classe II; projeção mandibular: classe III de Angle).

O primeiro pré-molar, o segundo pré-molar, o primeiro molar e o segundo molar são montados seguindo-se a linha de força que corresponde à crista do rebordo inferior, utilizada quando da montagem dos superiores, e seguem também a orientação do sulco central dos superiores. As situações particulares de projeção maxilar (classe II) e projeção mandibular (classe III) serão discutidas adiante, quando trataremos do fator oclusão.

PRIMEIRO PRÉ-MOLAR INFERIOR – RELAÇÃO NORMAL

- a vertente distal da cúspide vestibular faz contato com a fossa e o sulco mesial do primeiro pré-molar superior;
- deve ser montado de maneira que o ponto de contato de sua face mesial toque a face distal do canino (foto 88).

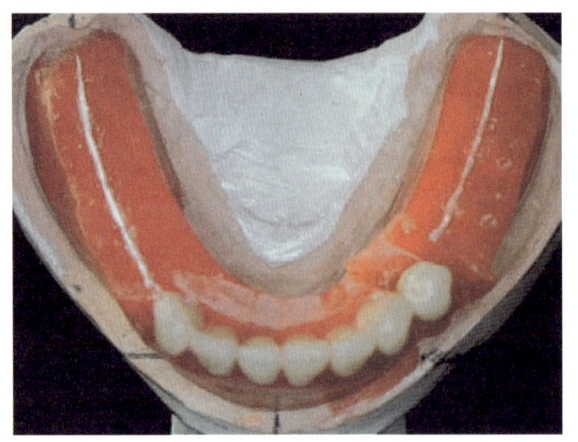

FOTO 88. COLOCAÇÃO DO PRIMEIRO PRÉ-MOLAR INFERIOR

SEGUNDO PRÉ-MOLAR INFERIOR

- a vertente mesial da cúspide vestibular faz contato com a fossa e o sulco distal do primeiro pré-molar superior;
- a vertente distal da cúspide vestibular faz contato com a fossa e o sulco mesial do segundo pré-molar superior;
- sua inclinação, tanto no sentido vestíbulo-lingual como no mésio--distal, é perpendicular ao plano oclusal (fotos 89a e 89b).

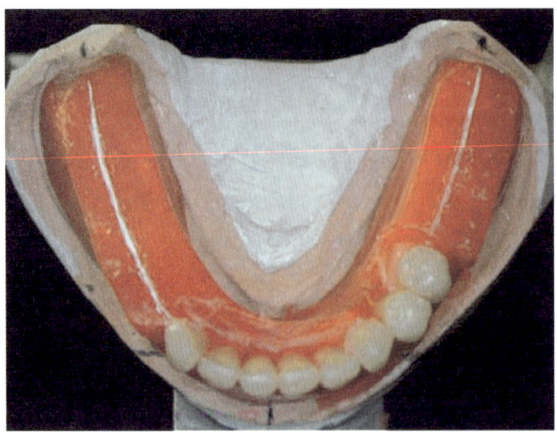

FOTO 89A. COLOCAÇÃO DO SEGUNDO PRÉ-MOLAR INFERIOR

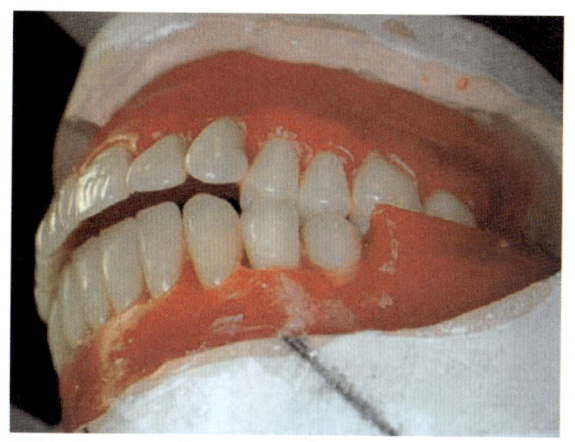

FOTO 89B. OCLUSÃO COM OS ANTAGONISTAS

PRIMEIRO MOLAR INFERIOR

- a cúspide mésio-vestibular faz contato com a crista marginal distal do segundo pré-molar superior e com fossa mesial do primeiro molar superior. A cúspide central aloja-se na fossa central do primeiro molar superior, e a cúspide distal faz contato com a fosseta distal do primeiro molar superior (foto 90).

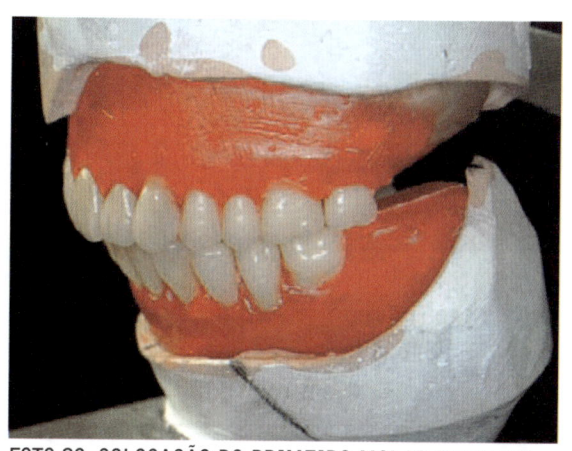

FOTO 90. COLOCAÇÃO DO PRIMEIRO MOLAR INFERIOR

SEGUNDO MOLAR INFERIOR

- a cúspide mésio-vestibular faz contato com as cristas marginais distal do primeiro molar e mesial do segundo molar superior. A cúspide mésio-vestibular aloja-se na fossa central do segundo molar superior (foto 91).

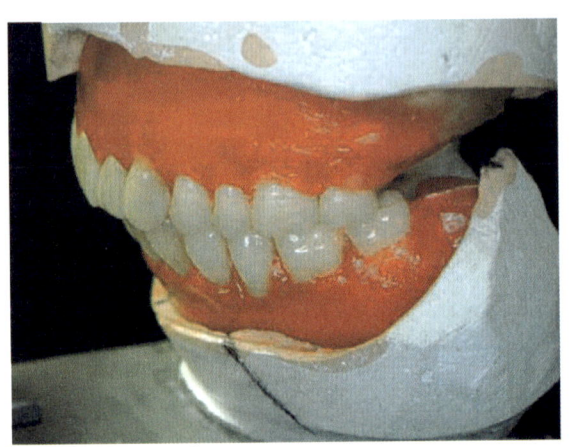

FOTO 91. COLOCAÇÃO DO SEGUNDO MOLAR INFERIOR

Balanceamento da articulação dental

A oclusão balanceada das próteses totais ocorre quando, nos movimentos mandibulares de lateralidades e protrusivos, existirem contatos oclusais bilaterais e anteriores simultâneos.

A quantidade de trespasse vertical e horizontal nos dentes anteriores é determinada pela curva individual de compensação anteroposterior e látero-lateral, após a montagem de todos os dentes, como segue.

1. Executar movimento de protrusão no articulador até a posição de topo a topo anterior (foto 103b).
2. Havendo desoclusão dos dentes posteriores, diminui-se o trespasse vertical, aprofundando na cera os dentes anteriores até conseguir os contatos nos posteriores.
3. Havendo somente contato dos dentes posteriores, elevam-se os dentes anteriores até o contato.

4. Executa-se movimento de lateralidade, e no lado de trabalho deverá haver contatos de canino a molar entre as cúspides vestibulares inferiores e superiores; do lado de balanceio deve haver contatos de pré-molares com molares entre as cúspides palatinas superiores e as vestibulares inferiores. Caso isso não ocorra, verificar o trespasse vertical e horizontal dos caninos (foto 92a).

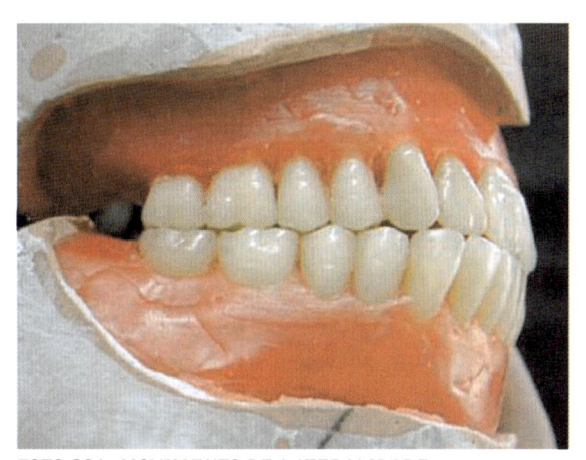

FOTO 92A. MOVIMENTO DE LATERALIDADE

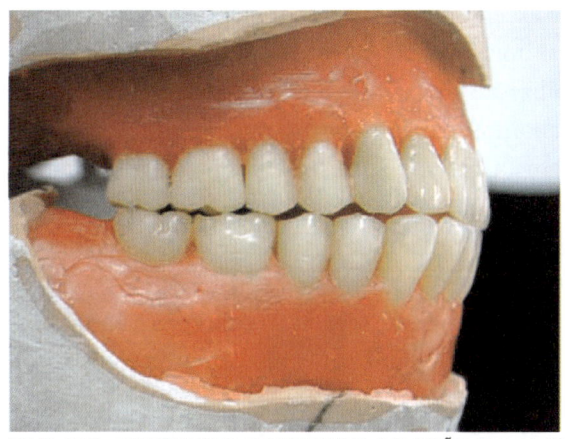

FOTO 92B. MOVIMENTO PROTRUSIVO OCLUSÃO BALANCEADA

Oclusão

O correto relacionamento dental entre as arcadas antagônicas contribui para que os objetivos da prótese total – recuperação da função mastigatória, da fonética, da comodidade, da estética e proteção dos tecidos de suporte – sejam atingidos. Para satisfazer esses requisitos, os dentes artificiais devem ser dispostos o mais próximo possível das posições dos dentes naturais que estão sendo substituídos.

A prótese total pode acelerar o processo de reabsorção óssea do rebordo alveolar residual. As forças laterais na mastigação e deglutição provocam o deslizamento de toda a dentadura sobre os tecidos de suporte, causando deformações durante a função na mucosa mastigatória e de revestimento e gerando pressões excessivas e concentradas, principalmente nas regiões vestibulares dos rebordos maxilares e mandibulares.

O estudo da oclusão teve seu início com as próteses totais. Mais tarde, seus conceitos passaram a ser aplicados à dentição natural, mas constatou-se clinicamente que isso não era possível. Por exemplo, uma oclusão balanceada era bastante prejudicial à dentição natural. Da mesma maneira, princípios válidos relativos à oclusão na dentição natural, como o de que os dentes anteriores devem desocluir os posteriores nos movimentos excêntricos (guia anterior), são prejudiciais nas dentaduras artificiais, pois, neste caso, os contatos anteriores podem provocar a desestabilização da prótese total, gerando sobrecarga na região anterior do rebordo, que pode levar a uma intensa reabsorção óssea. De maneira semelhante, a desoclusão em canino (guia canina), normal em dentições naturais, que ocorre nos movimentos de lateralidades, também podem desestabilizar as próteses totais, levando às mesmas consequências para os rebordos desdentados.

Em vista do exposto, é importante separar os conceitos oclusais usados para a dentição natural dos utilizados para as próteses totais, e saber por que devem ser diferentes.

O quadro a seguir apresenta alguns aspectos da oclusão dos dentes naturais comparados com os da oclusão dos dentes artificiais.

Dentes naturais	Dentes artificiais
Na oclusão cêntrica deve haver o máximo de contatos nos dentes anteriores e posteriores.	O máximo de contatos somente nos posteriores; os dentes anteriores não necessitam contatar-se na relação ou oclusão cêntrica.
Deve haver contato de cúspide vestibular inferior na fossa central superior e contato simultâneo de cúspide palatina superior na fossa central inferior, isso de ambos os lados de uma só vez.	Só é necessária uma linha de contatos anteroposteriores, simultâneos, de ambos os lados.
As forças oclusais devem ser dirigidas ao longo do eixo de cada dente.	A resultante das forças deve estar dentro dos limites da base da prótese e perpendicular a ela.
Não deve haver oclusão balanceada.	A oclusão balanceada deve ser a eleita.
Os dentes anteriores desocluem os posteriores (guia anterior) nos movimentos protrusivos.	Não deve haver desoclusão pelos anteriores nos movimentos protrusivos.
A oclusão nos movimentos de lateralidade é guiada pelo canino.	Não deve haver guia canina, para permitir contato simultâneo tanto do lado de trabalho como no de balanceio nos movimentos de lateralidades.

Situações particulares

Existem diferenças significativas nos pacientes com dentes naturais quanto ao relacionamento esquelético, entre a maxila e a mandíbula. Angle classificou-os em:

▶ *Classe I: mandíbula em normorrelação com a maxila*: nos pacientes de normorrelação os dentes artificiais são montados segundo o esquema oclusal relatado anteriormente.

▶ *Classe II: projeção da maxila em relação à mandíbula*: classificados quanto à mal oclusão, quando dentados em classe II de Angle, subdivisão 1 e 2. Os da subdivisão 1 possuem duas posições mandibulares, que usam indistintamente: uma retruída para a mastigação, e outra em protrusão para falar. Suas mandíbulas conseguem uma translação para anterior bastante acentuada e são menores que as maxilas; enquanto nos da subdivisão 2 o deslocamento mandibular para anterior é bem menor, ou seja trespasse horizontal pequeno. Porém, ao contrário da subdivisão 1, possuem trespasse vertical profundo. Quando esses pacientes perdem seus dentes, torna-se difícil para o clínico identificar a qual grupo pertencem.

Como podemos verificar, para cada situação particular de classe II, teremos de elaborar um esquema oclusal adequado para conseguir uma articulação balanceada. Nesses casos, a Curva Individual de Compensação passa ter importância fundamental. Vejamos como podemos determinar o esquema oclusal.

- *Pacientes com trespasse horizontal maior que o deslocamento para protrusivo da mandíbula*: nos casos em que o deslocamento da mandíbula não é suficiente para alcançar a posição de topo a topo com os dentes anteriores, deve ser criada na região palatina da prótese uma plataforma que permita o balanceamento, com toque das incisais dos inferiores sem a necessidade de deslocamentos mandibulares extensos. Quanto aos dentes posteriores, o balanceamento é facilitado, aplainando-se as pontas de cúspides vestibulares inferiores e palatinas superiores. Dentes com cúspides baixas são os mais indicados;
- *Pacientes com trespasse horizontal e deslocamento também grande, mas que permite o contato topo a topo*: nesses casos, o esquema oclusal anterior dependerá do trespasse vertical do paciente, o qual deverá ser ajustado para permitir o contato topo a topo anterior, com contatos bilaterais simultâneos nos dentes posteriores. O contato dos posteriores, nesses casos, também são favorecidos aplainando-se as cúspides.
- *Pacientes com trespasse horizontal pequeno e vertical profundo*: os pacientes mastigam com movimentos verticais, as distâncias entre os rebordos da maxila e mandíbula são pequenas, a dimensão vertical é difícil de ser estabelecia e a curva de compensação anteroposterior é geralmente bem acentuada é difícil de conseguir. O balanceamento protrusivo deve ser tentado diminuindo-se o trespasse vertical, muitas vezes desgastando-se os inferiores

anteriores. Quanto aos posteriores, devem-se utilizar dentes com cúspides altas.
- *Classe III: projeção da mandíbula em relação à maxila*: nos pacientes com projeção mandibular (classe III de Angle), o balanceamento da prótese somente será conseguido por meio dos dentes posteriores. Dependendo da discrepância de tamanho entre a maxila e a mandíbula, pode-se optar pela montagem cruzada dos posteriores. O aplainamento das cúspides também é indicado.

Ceroplastia e escultura gengival 11

Tanto o aspecto como as cores da gengiva contribuem para o sucesso estético da prótese total. A conformação e o polimento das superfícies externas devem ser compatíveis com as atividades dos tecidos da mucosa de revestimento bucal e dos tecidos musculares, para auxiliar a manutenção da prótese em posição durante a fala, a deglutição e a mastigação.

Preparação da prótese para inclusão

A técnica de enceramento deve seguir certas normas, ou seja, imitação das formas anatômicas naturais, para que se possa produzir um formato aceitável da base da prótese e não haja desarmonia com os lábios, bochechas, língua e dentes e, ainda, se restaurem os tecidos perdidos com a reabsorção óssea.

Informações obtidas nos exames clínicos iniciais ajudam o cirurgião dentista a avaliar a importância relativa da base da prótese no resultado estético. Por exemplo:

- Indivíduos que têm lábio superior curto geralmente expõem a região gengival anterior durante a fala ou o sorriso.
- Os mais idosos, em razão da perda de tonicidade dos tecidos moles da face, possuem a altura gengival cervical diferente da dos mais jovens, isto é, os dentes são menos visíveis.
- Os mais jovens possuem papilas gengivais mais altas e volumosas.
- Os mais idosos, ao contrário, geralmente apresentam retrações gengivais e papilas mais baixas.
- A textura da gengiva marginal por vestibular poderá ser diferente do resto da base. Isso se consegue por meio de uma escova dental, batendo-se suavemente com as pontas das cerdas a cera ligeiramente aquecida nessa região. Após isso, ela deve ser flambada novamente. Tal procedimento imitará o aspecto da casca de laranja, característica da gengiva inserida.

▶ A altura dos colos de cada dente na prótese deve ser ligeiramente diferente, e do canino para posterior os dentes vão sendo recobertos pela gengiva marginal, dando sensação estética bastante agradável e natural.

Técnica de enceramento e escultura gengival

Material e instrumentos necessários à ceroplastia
- cera rosa nº 7;
- cera colorida para gengiva do professor Tomas Gomes;
- algodão ou gaze;
- fio dental;
- escova dental de cerdas duras;
- lamparina comum de álcool;
- lamparina de álcool tipo Hannau;
- espátula de cera nº 7;
- espátula de cera nº 31;
- espátula Le Cron;
- recipiente para fundir cera.

Procedimentos
- colocar, com a espátula nº 7 ou nº 31, uma quantidade de cera fundida, preenchendo os espaços interproximais dos colos dentais e uma camada em toda a vertente vestibular até a região do sulco gêngivo-labial e gêngivo-lateral do modelo (foto 93a);
- fazer o mesmo na região palatina. Isso é válido também para a prótese inferior (foto 93b);
- em seguida, retirar do articulador os modelos com as bases de prova sem destacá-los das bases de fixação, para futuras verificações que poderão ser necessárias;
- colocar o conjunto modelo e base de provas em água fria para o endurecimento da cera;
- utilizando a extremidade em colher da espátula nº 7, fazer uma depressão no sentido anteroposterior, acompanhando a conformação do modelo na região próxima da borda da base de provas,

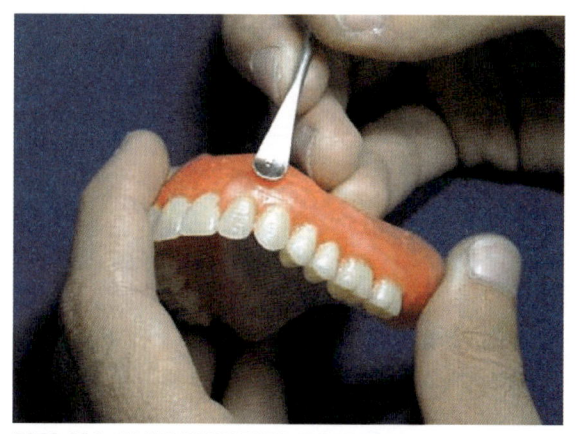

FOTO 93A. PREENCHIMENTO INTERPROXIMAIS POR VESTIBULAR

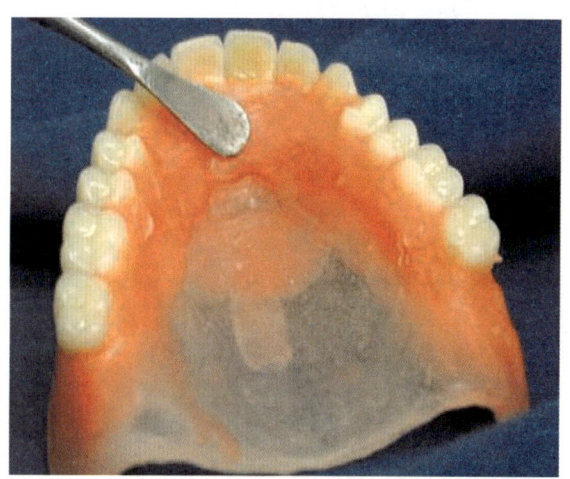

FOTO 93B. PREENCHIMENTO POR PALATINO

iniciando pelo freio labial, entre os incisivos centrais, e seguindo até a inserção do músculo bucinador entre os pré-molares e, daí, até a região posterior, tanto na maxila como na mandíbula;
- recortar a cera, com espátula Le Cron ou espátula nº 7, delimitando o colo anatômico dos dentes por palatino e por vestibular (fotos 94a, 94b e 94c);

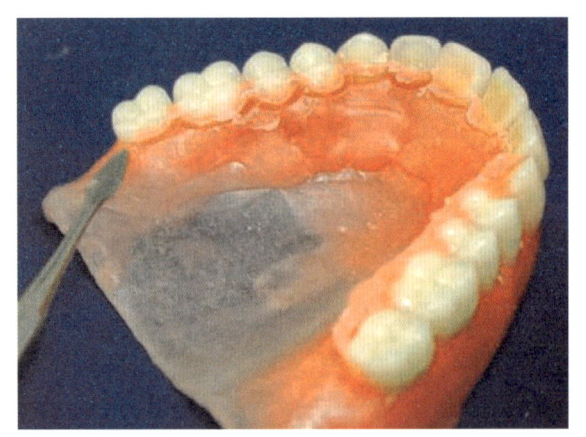

FOTO 94A. RECORTE DO COLO POR PALATINO

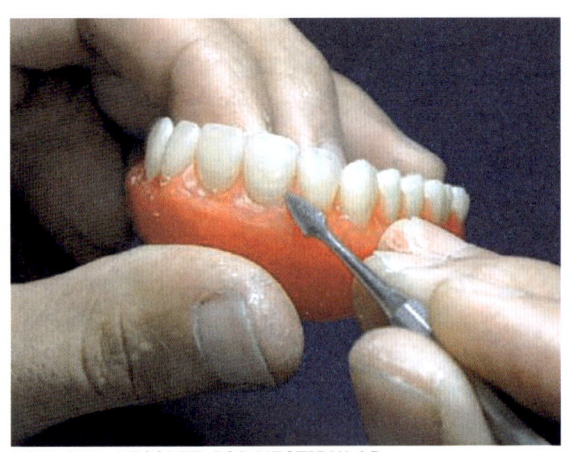

FOTO 94B. RECORTE POR VESTIBULAR

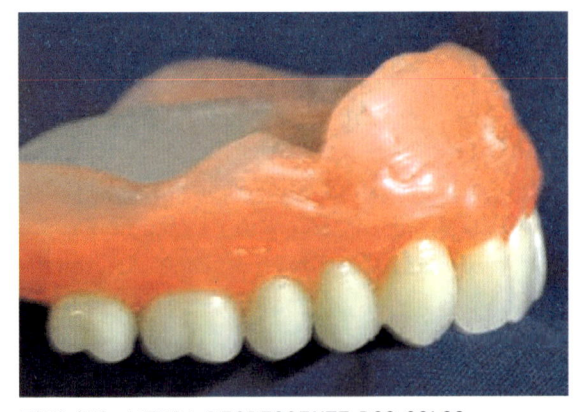

FOTO 94C. ALTURA DECRESCENTE DOS COLOS

> **OBSERVAÇÕES**
>
> 1. A espátula Le Cron deve ser inclinada em aproximadamente 45° com o dente para deixar a cera expulsiva nessa região e evitar futuramente a retenção de alimentos.
> 2. A altura do colo de cada dente é ligeiramente diferente. Assim, recorta-se mais no canino do que no incisivo central e mais no central do que no lateral, dando-se assim três níveis de altura. Nos dentes posteriores, recorta-se de maneira ligeiramente decrescente do canino para o segundo molar (foto 106);

- usando a extremidade em colher da espátula Le Cron, fazer sulcos verticais partindo das regiões interproximais, logo abaixo das papilas interdentais, em direção à borda da prótese. Esses sulcos devem ser feitos em forma de pirâmide, com a base voltada para a borda da prótese. Isso servirá para esboçar o formato das raízes dos dentes, de modo que, à medida que se vai aproximando do vértice, os sulcos se aprofundem ligeiramente (foto 95).

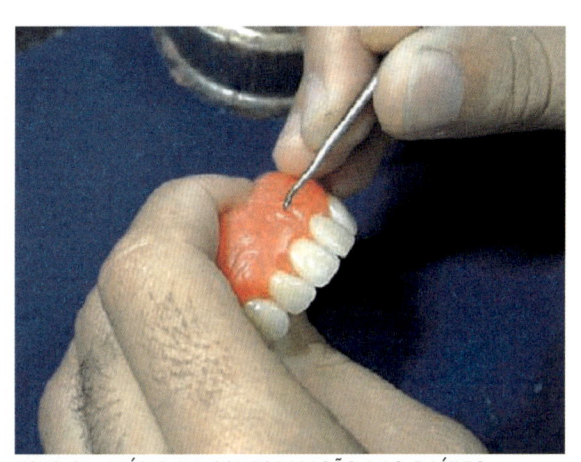

FOTO 95. INÍCIO DA CONFORMAÇÃO DAS RAÍZES

- com uma espátula nº 7, dar uma conformação mais adequada às estruturas anatômicas das raízes, bossas e fossas, raspando a cera e uniformizando toda a escultura (foto 96).

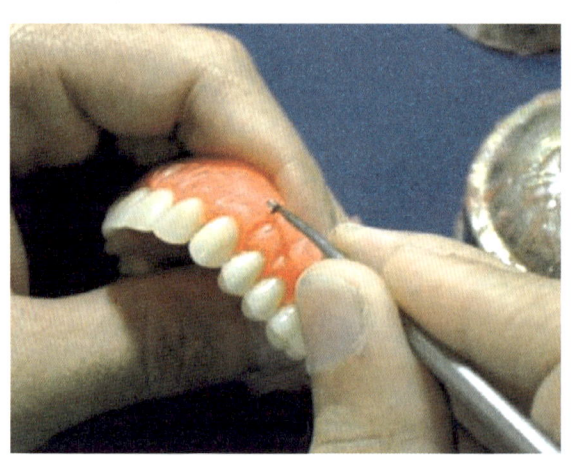

FOTO 96. CONFORMAÇÃO DE BOSSAS E FOSSAS GENGIVAIS

- passar cuidadosamente a chama da lamparina Hannau por toda a escultura e, com uma gaze ou algodão umedecido em água e sabão, esfregar toda a superfície da cera, tornando-a lisa e brilhante;
- criar uma estreita faixa (de 3 mm a 4 mm) de gengiva inserida, próxima à região do sulco gengival ou colo dos dentes, para obter efeito visual bem natural por vestibular (caracterização), da seguinte maneira:
  a) flambar ligeiramente essas regiões com a lamparina Hannau;
  b) com a cera ainda quente, dar pequenas batidas nessas regiões com as pontas das cerdas da escova dental indicada, promovendo pequenas perfurações (foto 97a);
  c) flambar novamente essas regiões, com bastante cuidado para não fundi-las. Isso promoverá o arredondamento das bordas das pequenas perfurações, formando um pontilhado típico de uma gengiva inserida normal, que é semelhante à textura de casca de laranja (foto 97b).
- na região palatina superior ou lingual inferior, a escultura será mais suave e o recorte dos colos deverá expor toda a face do dente, cuidando para não comprometer sua fixação à base da prótese;

CEROPLASTIA E ESCULTURA GENGIVAL

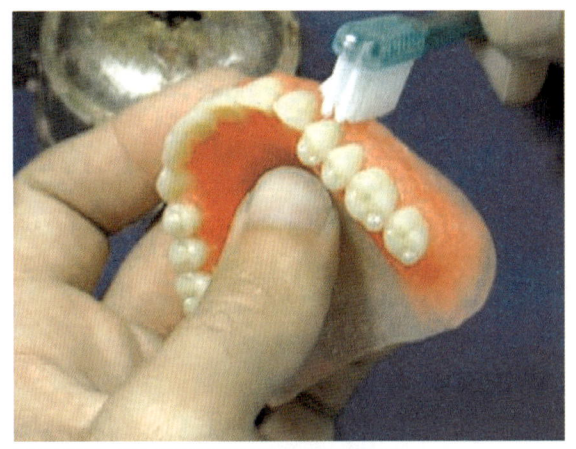

FOTO 97A. CRIANDO GENGIVA INSERIDA

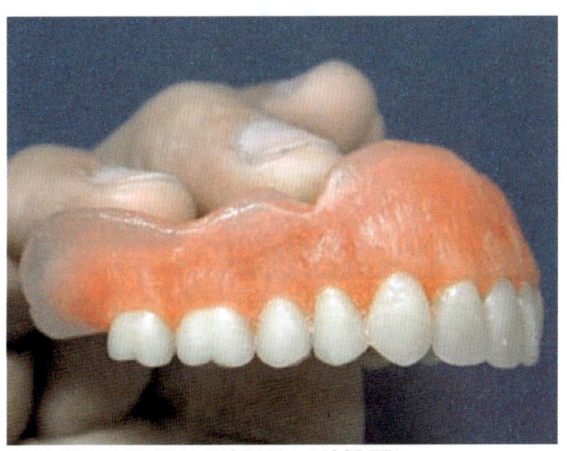

FOTO 97B. GENGIVA INSERIDA DISCRETA

OBSERVAÇÕES

1. Os sulcos interproximais são bem discretos e dispõem-se paralelamente entre si.
2. A escultura das rugosidades palatinas é feita no caso de estas estarem presentes na prótese antiga do paciente ou a prótese for a primeira a ser usada pelo paciente. Caso contrário, deixa-se essa superfície lisa.

- terminada a escultura, colocar novamente no articulador as bases de fixação contendo os modelos de trabalho e as bases de provas, já esculpidas, devidamente encaixadas;
- promover o selamento dos bordos com cera fundida – isso deve ser feito com o articulador fechado e com os dentes mantidos em oclusão, para que não ocorram alterações no posicionamento da base ou dos dentes – (foto 98).

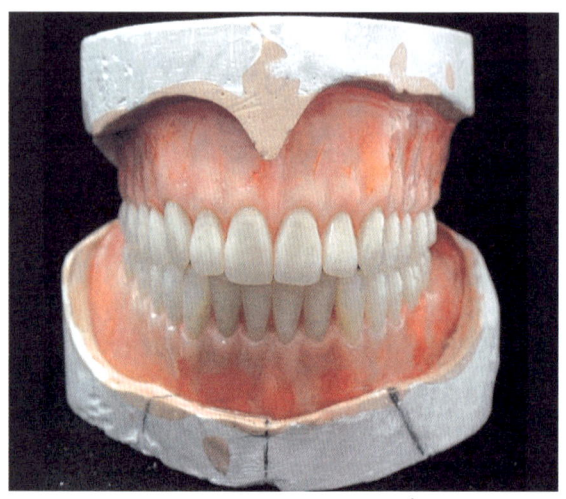

FOTO 98. ESCULTURA GENGIVAL CONCLUÍDA PRONTA PARA A INCLUSÃO EM MUFLA

Confecção laboratorial da base da prótese

12

Terminada a escultura gengival, a cera e a base de provas serão substituídas por resina acrílica termicamente ativada. Essa etapa deve ser executada com cuidado, para que, na base, não haja alteração dimensional que possa interferir na retenção, nem modificações no posicionamento dos dentes artificiais que possa interferir na oclusão ou na estética. Essa etapa compreende três fases:

- inclusão em mufla;
- aplicação da resina acrílica e polimerização;
- desinclusão, acabamento e polimento.

Inclusão em mufla metálica

Material e instrumentos necessários

- 150 g de gesso comum para cada mufla;
- 30 g de gesso pedra ou três porções de silicone laboratorial;
- isolante para resina acrílica;
- vaselina sólida;
- resina acrílica termicamente ativada incolor e rosa de vários tons;
- fibras de lã acrílica vermelha;
- removedor líquido para cera;
- álcool;
- gral e espátula para gesso;
- pincel para isolante;
- pincel para gesso;
- brocas esféricas nº 6 e nº 8 para peça de mão reta;
- motor de baixa rotação ou de chicote;
- placa de vidro grossa;
- espátula nº 36;
- Le Cron.

Técnica de inclusão convencional

Procedimentos

- remover os modelos do articulador com as dentaduras montadas em cera e retirar as placas de fixação;
- recortar e verificar o tamanho dos modelos em relação às muflas: na largura distância mínima de 1 cm do modelo até a parede da mufla;
- na altura, distância mínima de 1 cm desde a superfície oclusal dos dentes até a tampa da mufla e desde a superfície vestibular dos dentes até as paredes da contramufla (isso é obtido recortando-se cuidadosamente os modelos no recortador de gesso);
- manipular uma quantidade de gesso comum com consistência cremosa e vertê-la na mufla, sem preenchê-la totalmente;
- colocar o modelo previamente umedecido sobre esse gesso, centralizando-o, e, com ligeira pressão, aprofundá-lo até que a borda da base de provas fique mais ou menos no nível da borda da mufla (foto 99).

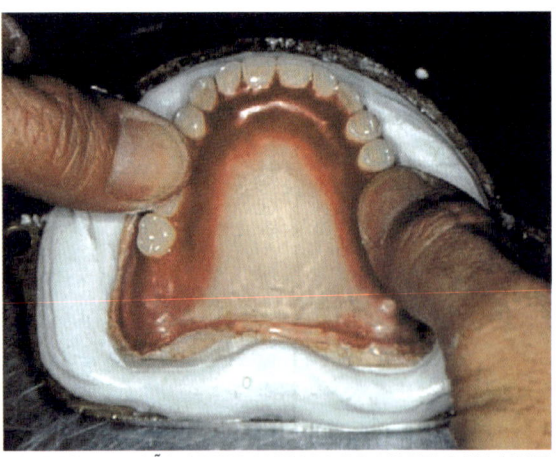

FOTO 99. FIXAÇÃO CENTRALIZADA DO MODELO NA MUFLA

- retirar o excesso de gesso em toda a volta do modelo e, antes da presa final, planificá-lo e alisá-lo de tal modo que fique uma superfície lisa expulsiva no sentido oclusal (fotos 100a e 100b).

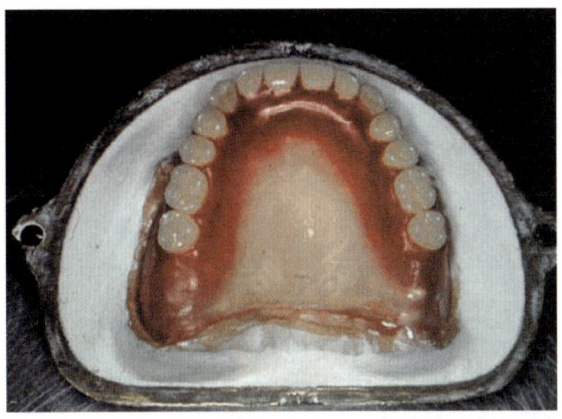

FOTO 100A. MODELO FIXADO, AGUARDANDO A PRESA DO GESSO

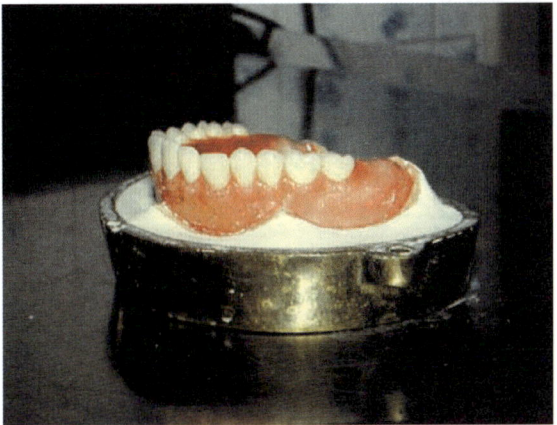

FOTO 100B. POSIÇÃO CORRETA DO MODELO, BORDO DA PRÓTESE NO NÍVEL DA BORDA DA MUFLA

- após a presa, untar levemente com vaselina sólida toda a superfície do gesso usado para a fixação do modelo;
- passar álcool ou antibolhas com algodão na escultura em cera e nos dentes, para quebrar a tensão superficial, secando em seguida;
- construir uma muralha de gesso pedra sobre os dentes e a gengiva esculpida, com a finalidade de impedir a movimentação dos dentes durante a prensagem da resina acrílica, e também de copiar com bastante fidelidade a escultura gengival. Manipular 30 g de gesso pedra com consistência pouco mais fluída e pincelar sobre

os dentes, espaços interdentais e superfícies vestibulares ou linguais da cera esculpida, e evitar a formação de bolhas (foto 101);

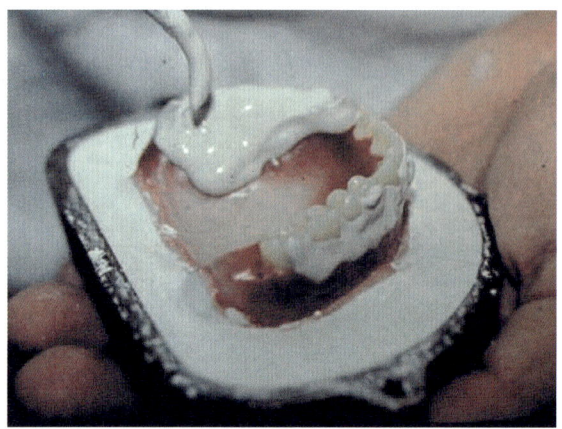

FOTO 101. PINCELAMENTO DE GESSO PEDRA SOBRE A GENGIVA E DENTES

- a muralha de gesso, assim confeccionada para o modelo da maxila, poderá ou não conter retenções mecânicas para o gesso de preenchimento da contramufla, por vestibular e por palatina; enquanto para a mandíbula é aconselhável que ela tenha retenções somente por vestibular e seja expulsiva, isto é, lisa e em forma de calha por lingual. Caso a opção for não fazer retenções adicionais nas muralhas, elas não deverão ser isoladas para que possam se fixar ao gesso de preenchimento da contramufla, evitando, assim, que se soltem quando da remoção da cera;
- enquanto o gesso da muralha ainda estiver plástico, com o auxílio da espátula, remove-se uma camada do gesso pedra, deixando expostas as pontas de cúspides dos dentes. Isso tornará fácil e segura a remoção da muralha após a polimerização da prótese (fotos 101a e 101b);

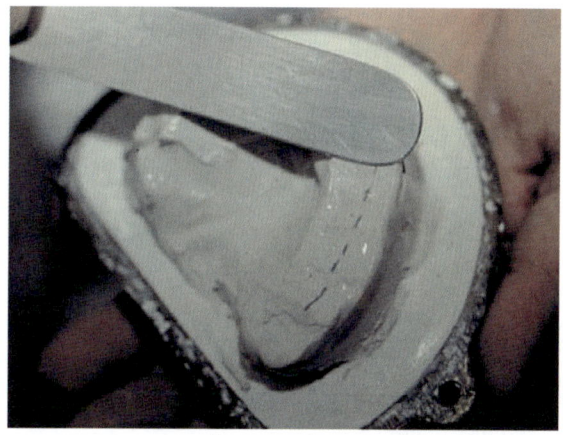

FOTO 101A. EXPOSIÇÃO DAS CÚSPIDES DOS DENTES

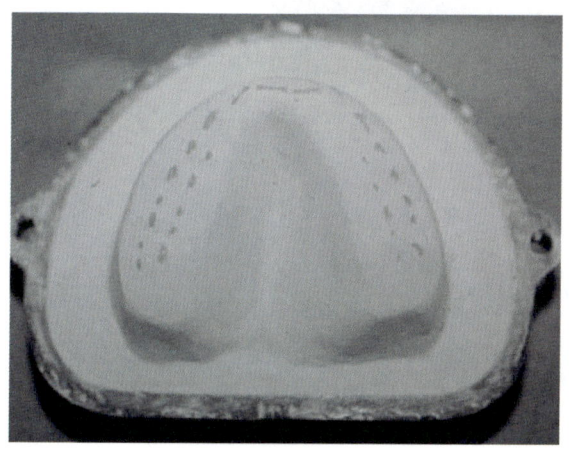

FOTO 101B. MURALHA PRONTA

- após a presa do gesso pedra da muralha, assentar a contramufla sobre a mufla, observando sua adaptação. Manipular e verter gesso comum até que a contramufla seja preenchida, deixando um pequeno excesso. Colocar a tampa, pressionando com as mãos até que o excesso seja eliminado, aguardando-se a presa desse gesso (fotos 102a, 102b e 102c).

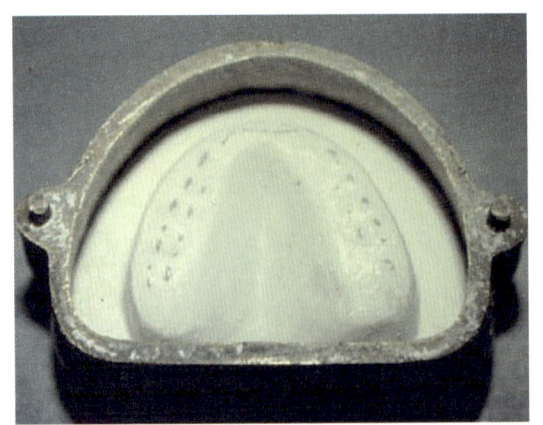

FOTO 102A. COLOCAÇÃO DA CONTRAMUFLA

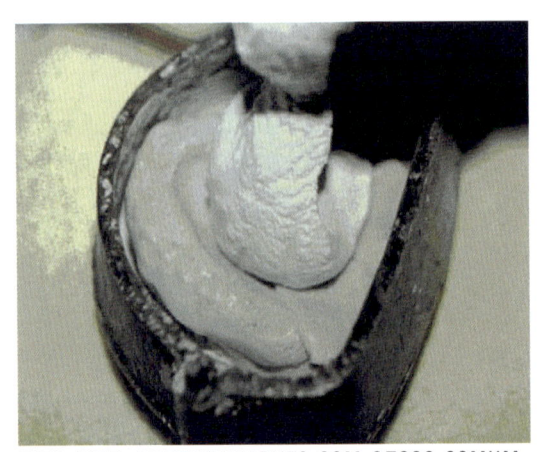

FOTO 102B. PREENCHIMENTO COM GESSO COMUM

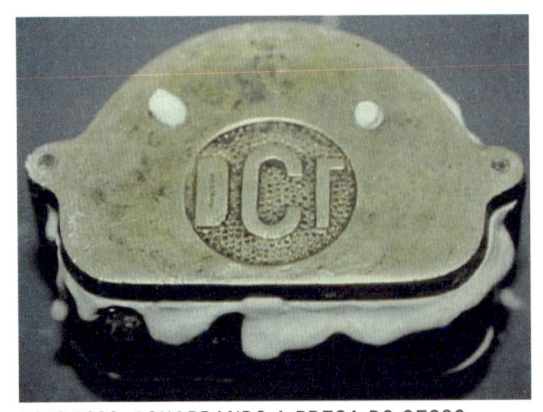

FOTO 102C. AGUARDANDO A PRESA DO GESSO

ELIMINAÇÃO DA CERA E BASE DE PROVAS

- colocar a mufla em um recipiente com água em ebulição por 3 ou 4 minutos, mantendo outro recipiente com água limpa também em ebulição;
- com o auxílio de uma espátula ou chave de fenda, separar a mufla da contramufla cuidadosamente para não quebrar o modelo;
- remover a base de prova e a cera amolecida e lavar bem as partes da mufla com a água quente limpa para eliminar qualquer resíduo de cera. Depois, com a mufla ainda quente, aplicar com algodão uma pequena quantidade de solvente ou removedor de cera, secando com ar comprimido e lavando novamente com água limpa.
- resfriada a mufla, usando a broca esférica nº 6, fazer perfurações nas cervicais dos dentes anteriores, e com a broca esférica nº 8, nos posteriores. Isso ajudará a união dos dentes à base da dentadura (fotos 103a, 103b, 103c e 103d).

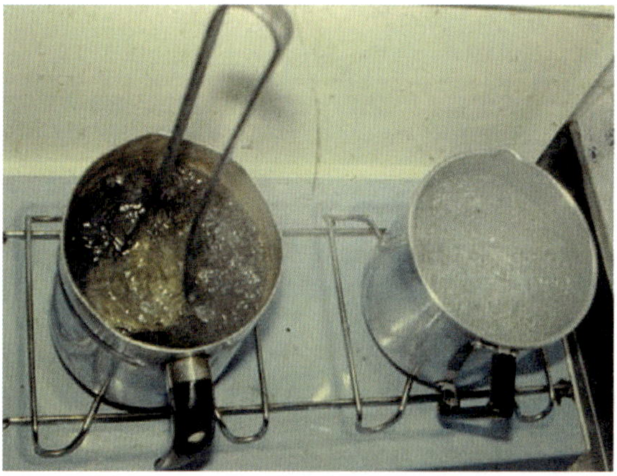

FOTO 103A. AQUECIMENTO 3 A 4 MINUTOS EM ÁGUA FERVENTE

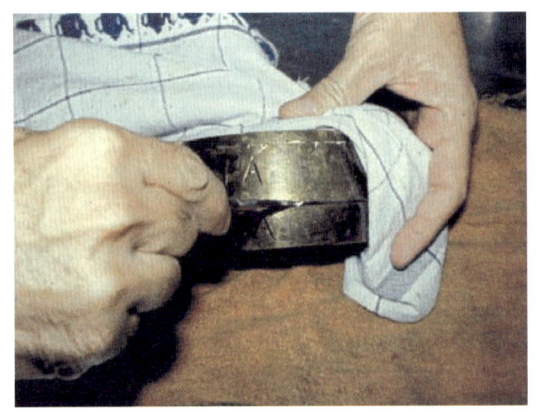

FOTO 103B. ABERTURA DA MUFLA

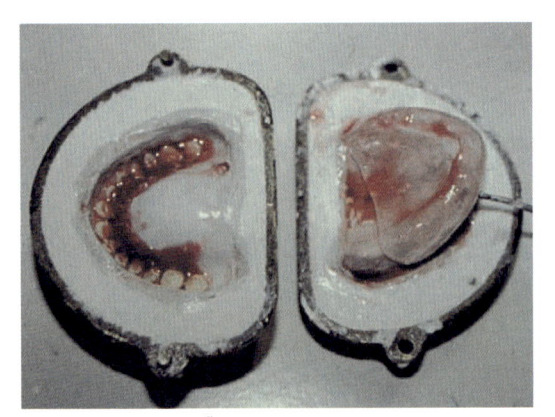

FOTO 103C. REMOÇÃO DA BASE DE PROVAS E DA CERA

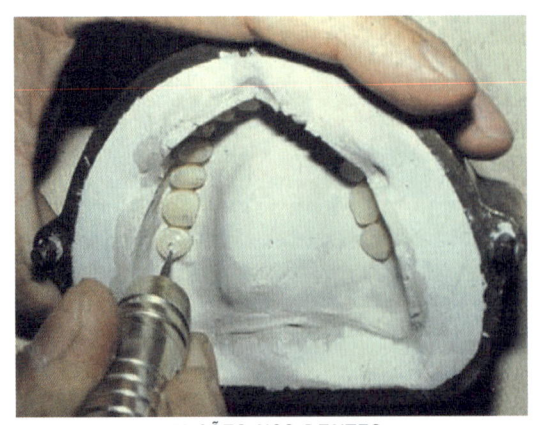

FOTO 103D. RETENÇÕES NOS DENTES

Muralhas em silicone

Outra forma de se produzir a muralha para a manutenção dos dentes e copiar a escultura da cera é por meio da utilização de silicone laboratorial em lugar do gesso pedra. Essa técnica, hoje, é tão ou mais utilizada que a do gesso, em razão de abreviar em muito o tempo de trabalho desde a inclusão até o momento da limpeza da dentadura após a polimerização da resina acrílica. Ela deve ser a técnica escolhida quando a inclusão acontece em muflas plásticas para polimerização em micro-ondas.

A muralha em silicone é feita manipulando-se três porções desse material com uma quantidade indicada de catalisador. Em seguida é aplicado em pequenas porções pressionadas manualmente sobre os dentes e a gengiva esculpida, até que sejam totalmente recobertos, formando uma camada de aproximadamente 0,5 cm de espessura sobre toda a prótese. Complementa-se acrescentando pequenas porções irregulares, para que se formem retenções mecânicas para o gesso de preenchimento da contramufla.

Diferentes das muralhas de gesso pedra, as de silicone são feitas de forma semelhante, tanto para a maxila como para a mandíbula. Os passos subsequentes são os mesmos dos realizados para a muralha de gesso pedra (fotos 104a, 104b e 104c).

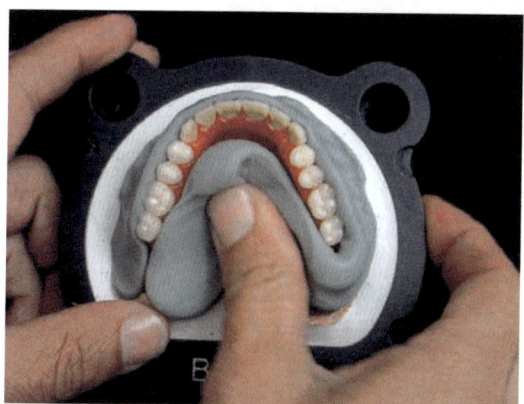

FOTO 104A. APLICAÇÃO DE SILICONE NA ÁREA GENGIVAL

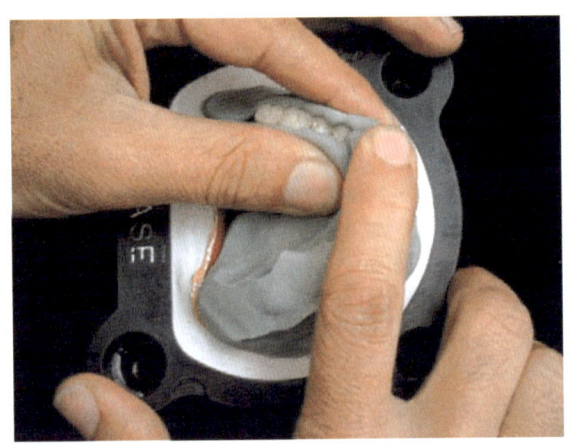

FOTO 104B. APLICAÇÃO NOS ESPAÇOS INTERDENTAIS

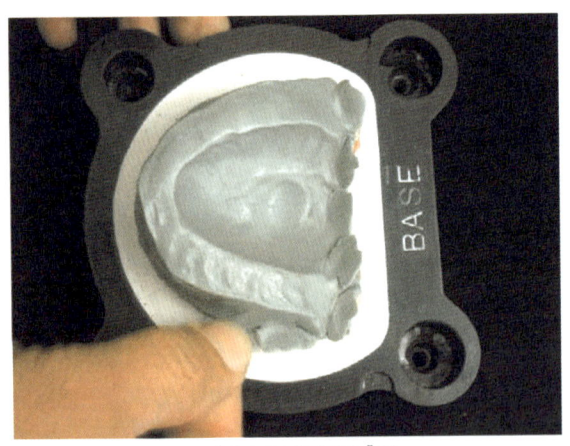

FOTO 104C. COLOCAÇÃO DE RETENÇÕES

Aplicação da resina rosa por vestibular

Nessa etapa, a cor da resina a ser utilizada deverá ser previamente selecionada pelo cirurgião-dentista, de acordo com os padrões de cores da mucosa da boca do paciente.

Hoje, as dentaduras monocromáticas perderam lugar para as dentaduras ditas caracterizadas, ou seja, dentaduras com gengivas muito semelhantes, tanto na cor como na textura das gengivas naturais.

Encontram-se no mercado odontológico resinas pigmentadas, que, aplicadas adequadamente e seguindo técnicas desenvolvidas por autores conceituados, como T. Gomes *et al.*,[14] são capazes de dissimular a aparência artificial da gengiva da dentadura, tornando difícil para o leigo sua constatação (foto 105).

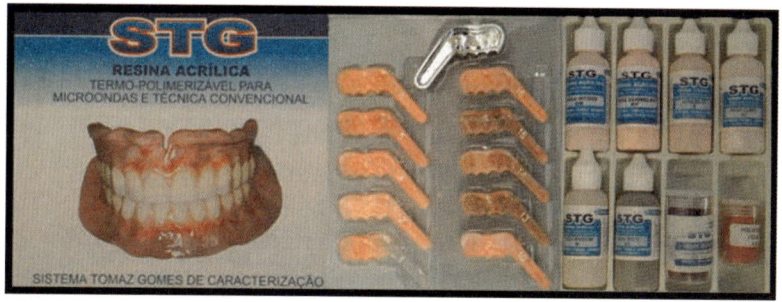

FOTO 105. SISTEMA DE CORES GENGIVAL

Material e instrumentos necessários

- resina acrílica rosa (clara, média ou escura) e incolor termicamente ativada;
- resina acrílica rosa pigmentada;
- isolante para resina acrílica;
- fibras de lã acrílica vermelhas;
- prensa de bancada ou prensa hidráulica para muflas;
- prensa de polimerização com ou sem molas ou placas Getom;
- pincel para isolante;
- pote para resina com tampa;
- pote Dappen;
- espátula nº 36;
- conta-gotas;
- folha de plástico fino e transparente ou papel celofane.

---

[14] Tomaz Gomes *et al.*, "Caracterización gengival de prótesis completas mediante la escala cromática de resina segun Tomaz Gomes", em *Quintessence Tecnica* (2º esp.), 6 (2), 1995, pp. 63-72.

Técnica de caracterização gengival com resinas pigmentadas

Nessa técnica, a mistura do monômero com o polímero da resina rosa não é feita em um pote, mas, sim, pulverizando o pó diretamente na contramufla, e em seguida gotejando-se o líquido por meio de um conta-gotas. Essa manobra deve ser executada cuidadosamente para a resina anteriormente aplicada não ser removida do local.

Procedimentos

- separar os tons da resina rosa e as pigmentadas que constituem a cor da escala utilizada para a comparação da cor da gengiva inserida e mucosa de revestimento do paciente em frascos que facilitem a sua aplicação;
- a escala de cores de gengiva caracterizada, como sugere Tomaz Gomes, deve ser produzida pelo técnico em prótese dentária, seguindo um mapeamento preestabelecido de aplicação das camadas e cores da resina rosa. Em sua técnica, essa escala contempla grande quantidade de combinações entre as resinas pigmentadas e rosas, suficiente para satisfazer quase que a totalidade dos casos;
- após a aplicação do isolante no modelo de trabalho na mufla, untar levemente com vaselina sólida a muralha da contramufla, se for de silicone, cuidando-se para não vaselinar os dentes;
- aplicar com pincel em lugares estratégicos, da vertente vestibular, ou seja, na região da mucosa de revestimento mais próxima do bordo, pequenas quantidades de fibras de lã acrílica que simularão vasos sanguíneos;
- em seguida pequenas camadas de resina pigmentada são depositadas próximas aos colos e regiões interdentais, formando o sulco e as papilas gengivais, começando pelo incisivo central até o segundo molar, de um dos hemiarcos (fotos 106a, 106b e 106c).

A concentração de resina e as cores são aplicadas seguindo-se o roteiro preestabelecido da cor da escala que foi escolhida pelo dentista. Porém, é bom lembrar que as camadas colocadas mais próximas aos dentes representam a gengiva inserida da dentição natural, que são geralmente de coloração rósea mais pálida que a gengiva móvel, que é mais avermelhada ou escura. Pigmentos escuros podem ser aplicados

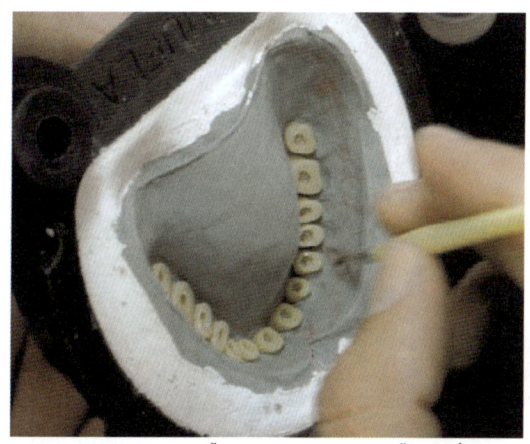

FOTO 106A. APLICAÇÃO DE FIBRAS DE LÃ ACRÍLICA

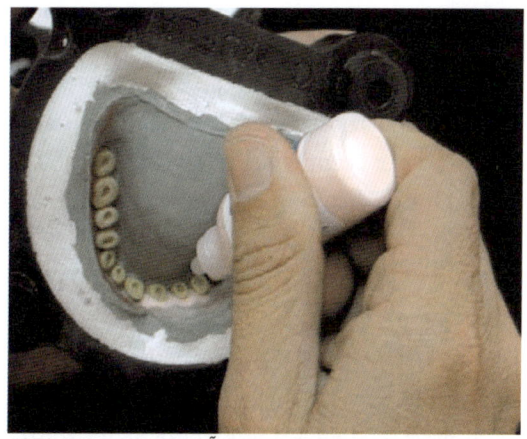

FOTO 106B. APLICAÇÃO DE RESINAS PIGMENTADAS

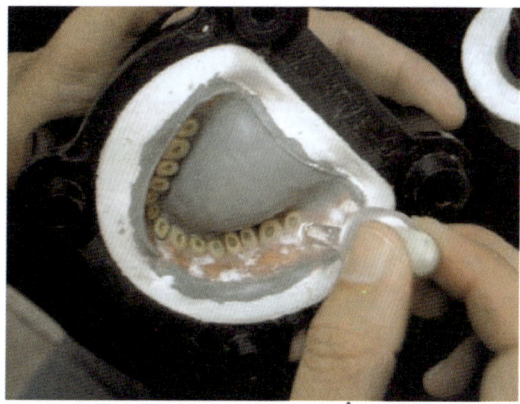

FOTO 106C. MOLHANDO COM MONÔMERO

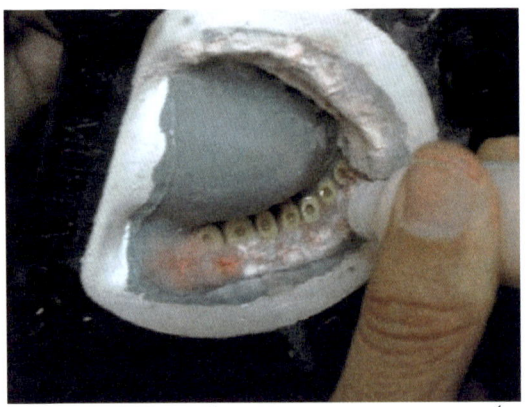

FOTO 106D. APLICAÇÃO DA RESINA ROSA CONCLUÍDA

também em regiões particulares da gengiva, simulando a pigmentação melanínica nos indivíduos de raça negra.
- aplicar alternadamente as demais porções das resinas pigmentadas nas bossas e fossas das raízes e completar toda a face vestibular com a aplicação de no mínimo três camadas de resinas pigmentadas;
- repetir esse procedimento para o lado oposto do arco, tomando o cuidado na região do incisivo central, em que a ordem sequencial das resinas aplicadas deverá ser mudada para não juntarem-se duas cores iguais lado a lado;
- após completada a aplicação de toda a resina pigmentada, pulverizar uma quantidade de resina rosa-claro, para absorver o excesso de monômero utilizado, evitando-se assim a decantação da mistura nas regiões mais profundas da contramufla;
- fechar as duas partes, mufla e contramufla, interpondo sobre a resina rosa colocada na vestibular um papel celofane seco ou um plástico. Assim, ela é prensada ligeiramente para a verificação da espessura. Ao ser aberta, caso ocorra toque na resina, é preciso remover parte dela, pois, do contrário, ela seria deslocada pela resina incolor, a ser aplicada posteriormente;
- colocar a contramufla em um invólucro plástico, para evitar evaporação do monômero, durante o aguardo da preparação da resina incolor.

Preparo da resina incolor para o palato ou região lingual

- colocar, em um pote para resina, 7 ml de monômero e 21 cc de polímero incolor, ou uma mistura de resina incolor com resina cristal. Homogeneizar a mistura lentamente e tapar o pote. Umedecer também com monômero a resina rosa que foi aplicada na vestibular da prótese na contramufla;
- colocar a mistura ainda fluida dentro da contramufla e, em seguida, adaptar a mufla, interpondo sobre o modelo uma lâmina de plástico ou papel celofane, aproximando suavemente seus bordos. Aguardar que a resina atinja a fase plástica para ser prensada.

Nessa técnica, não se deve esperar que a resina atinja a fase plástica antes da colocação na mufla. O objetivo é diminuir as tensões de polimerização e também não deslocar a resina rosa já aplicada. Também devemos observar as diferenças no momento da prensagem, caso a inclusão seja feita em mufla plástica, pois a mufla não é colocada nas placas Getom.

- atingida a fase plástica, a mufla é levada a uma prensa de bancada, apertando discretamente até que os excessos sejam eliminados. Em seguida, abre-se novamente a mufla e removem-se o papel celofane e os excessos ainda presentes, fechando-a novamente;
- colocar agora a mufla na prensa de polimerização ou na placa Getom; levar para a prensa hidráulica ou de bancada, apertando lentamente até 1.250 kg. Após a prensagem, aguardar no mínimo 12 horas na prensa hidráulica, e somente depois disso afrouxar os parafusos da placa Getom. A seguir a mufla é retirada da prensa hidráulica e levada para a cocção (fotos 107a, 107b, 107c, 107d e 107e).

No interior da mufla, por aquecimento e sob pressão, o monômero termina sua reação de polimerização com o polímero, iniciada com a mistura desses dois componentes. A polimerização determina uma reação exotérmica no material e, por isso, a partir de 60 °C, deve-se controlar a elevação da temperatura para que seja lenta, evitando o supe-

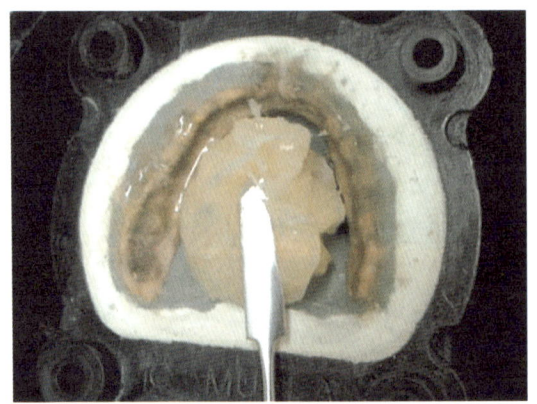

FOTO 107A. COLOCAÇÃO DA RESINA INCOLOR

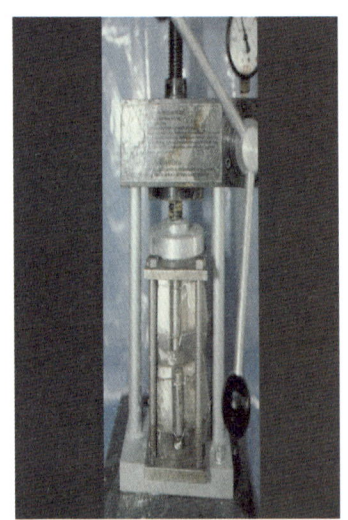

FOTO 107B. APERTO SUAVE PARA ESCOAR O EXCESSO

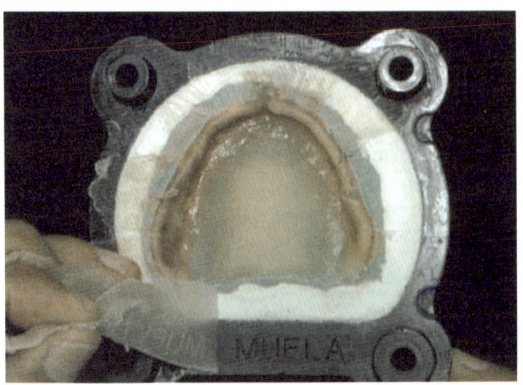

FOTO 107C. ABERTURA E RETIRADA DO CELOFANE E EXCESSO

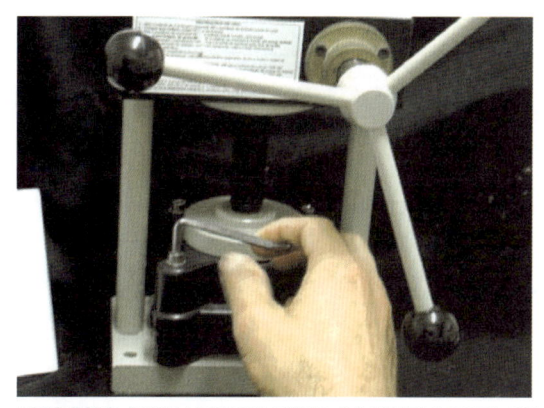

FOTO 107D. FECHAMENTO FINAL DA MUFLA PARA POLIMERIZAR

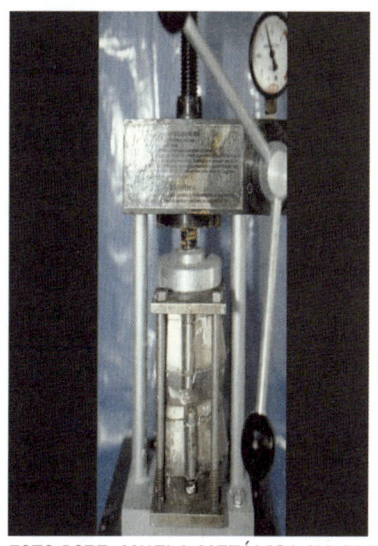

FOTO 107E. MUFLA METÁLICA NA PLACA GETOM NA PRENSA HIDRÁULICA

raquecimento inicial indesejado, que poderia ocasionar a formação de bolhas no interior da massa de resina ou porosidades, inutilizando o trabalho.

Ciclos de polimerização

Polimerização em banho de água quente (banho-maria)

Pode ser executada de duas maneiras ou ciclos diferentes (rápido e lento), usando-se uma panela e um fogão ou um aparelho elétrico polimerizador.

Para a polimerização em panela, recomenda-se o ciclo rápido, de 3 horas, que consiste em:
- colocar a mufla prensada na placa Getom submersa em água na temperatura ambiente;
- elevar a temperatura lentamente por 30 minutos até atingir 65 °C;
- manter essa temperatura de 65 °C por mais 1 hora;
- decorrido esse tempo, elevar, ao longo de 30 minutos, a temperatura a 100 °C;
- atingidos os 100 °C, manter por mais 1 hora.

Para a polimerização em aparelho polimerizador, usa-se o ciclo lento, que consiste manter a mufla a uma temperatura mais baixa por um tempo mais longo:
- graduar o aparelho por 1 hora da temperatura ambiente até 70 °C ou 75 °C;
- atingida a temperatura de 70 °C ou 75°C, mantê-la pelo tempo mínimo de 9 horas.

Em ambos os casos, em panela ou em aparelho polimerizador, o resfriamento após a polimerização deverá ser lento, mantendo-se a mufla na bancada.

Polimerização termopneumo-hidráulica

Nessa técnica a cocção é feita em uma polimerizadora elétrica sob pressão. O ciclo utilizado também é rápido (perfaz o total de aproximadamente 1h30), e é indicado para prótese com maior espessura.
- a mufla é colocada na polimerizadora com água na temperatura ambiente; a tampa é fechada e injetam-se 60 libras de pressão;

- ligar o aparelho até atingir 110 °C; nesse momento a pressão estará bem maior em razão do aumento da temperatura. Desligar e aguardar que a temperatura baixe até 40 °C;
- ligar novamente, deixar a temperatura atingir 110 °C, desligar e esperar o esfriamento normalmente.

Polimerização por irradiação de micro-ondas

A diminuição no tempo de cocção da resina acrílica, consequentemente no tempo de trabalho de laboratório, a limpeza na eliminação da cera e o uso de equipamento de uso doméstico (aparelho de micro-ondas), são algumas vantagens dessa técnica. Quando de sua criação, porém, algumas desvantagens eram evidentes: a utilização de muflas plásticas especiais importadas, que, além do alto custo, eram pouco resistentes; e os parafusos de aperto em policarbonato fraturavam-se com facilidade.

Atualmente esses problemas foram em parte solucionados, com muflas nacionais (mais baratas) e com parafusos metálicos em número de quatro. Essas muflas apresentam grande resistência, e isso se deve em grande parte ao técnico em prótese dentária Tomaz Gomes, um dos profissionais mais conceituados e competentes do nosso país na área de prótese total.

Inclusão em mufla plástica

Procedimentos

A inclusão em mufla plástica segue as mesmas regras da inclusão em mufla metálica:
- recortar o modelo para permitir o fechamento da contramufla e manter espaços nas laterais da mufla para a fixação. Fixar, centralizado, na mufla o conjunto modelo de trabalho e base de provas com os dentes montados, previamente selados pelas suas bordas (foto 108);

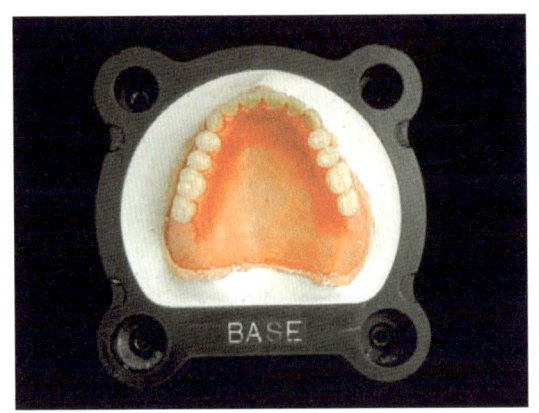

FOTO 108. FIXAÇÃO CENTRALIZADA NA MUFLA

- após a presa do gesso de fixação, confeccionar a muralha de silicone como descrito para a mufla metálica (foto 109);

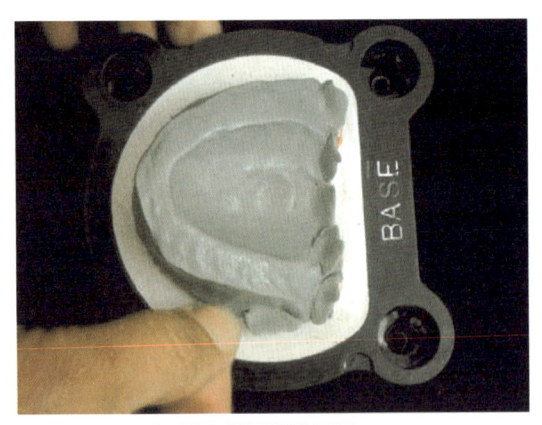

FOTO 109. MURALHA DE SILICONE

- em seguida, posicionar a contramufla, apertar os parafusos e preenchê-la totalmente com gesso comum (foto 110).

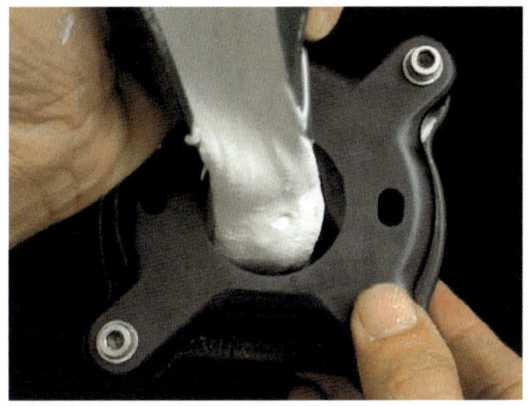

FOTO 110. PREENCHIMENTO DA CONTRAMUFLA

Eliminação da cera e da base de provas

No passo do processo convencional, removem-se a cera e a base de provas, utilizando o próprio forno de micro-ondas, em lugar da lavagem em água fervente.

Procedimentos
- levar a mufla fechada dentro de um recipiente refratário, com uma pequena quantidade de água, para evitar que resíduos de cera espalhem-se pelo forno e para que haja dissipação do calor, evitando o superaquecimento; deixar por dois minutos em potência máxima (foto 111);

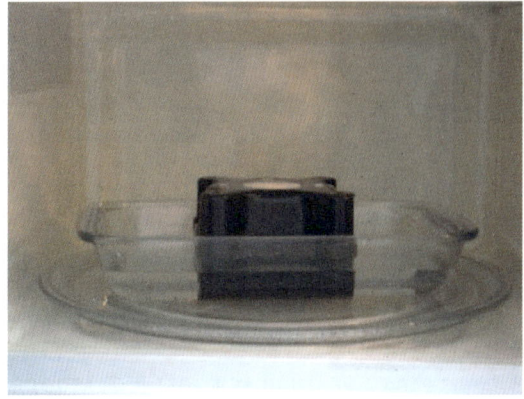

FOTO 111. ELIMINAÇÃO DA CERA NO MICRO-ONDAS

- no fim desse tempo a mufla é retirada e aberta. A cera do modelo e da base nesse momento deverá estar plástica; assim, é facilmente eliminada;
- remover em seguida qualquer resíduo de cera que possa ainda permanecer, no modelo e nos dentes, esfregando com um chumaço de algodão embebido em removedor de cera sem cheiro;
- após esse procedimento, colocar mais uma quantidade de algodão, dessa vez seco, cobrindo os dentes; fechar a mufla com a contramufla e retornar novamente ao forno de micro-ondas por mais 1 minuto. Repetir essa operação quantas vezes forem necessárias até que não seja mais observado nenhum resíduo de cera ou gordura;
- a muralha de silicone permite que os dentes sejam retirados da contramufla para a limpeza final, ou então para quaisquer caracterizações intrínsecas deles. Em seguida, retornam a seus lugares;
- finalmente, após a limpeza total das partes da mufla, e com ela ainda quente (aproximadamente 60° C), aplicar com pincel uma camada de isolante para resina sobre toda a superfície de gesso.

Aplicação da resina acrílica

Tanto a colocação da resina rosa, na região vestibular, como a transparente, no palato ou região lingual, devem seguir os mesmos princípios utilizados na acrilização convencional, e utilizar resinas especial para micro-ondas (foto 112).

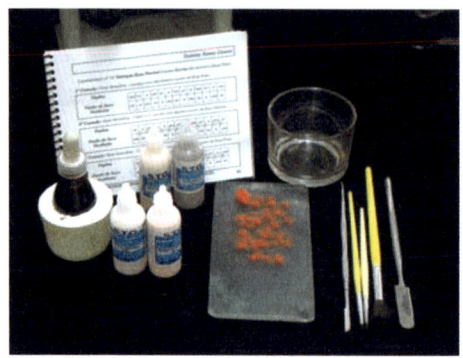

FOTO 112. RESINAS PIGMENTADAS PARA A VESTIBULAR E INSTRUMENTOS DE APLICAÇÃO

Polimerização em micro-ondas

A resina, tanto pigmentada como incolor, utilizada para esse processo deverá ser a especial para micro-ondas.

Procedimentos
- após concluída a caracterização gengival por vestibular com as resinas pigmentadas, preparar 7 ml de monômero e 21 cc de polímero incolor ou cristal, aplicar sobre os dentes da contramufla, aguardar a fase plástica, prensar e aguardar no mínimo 30 minutos;
- decorrido esse tempo, colocar os parafusos da mufla e levar ao forno de micro-ondas para realizar a polimerização.

CICLOS DE POLIMERIZAÇÃO EM MICRO-ONDAS

De acordo com Gomes e Gomes,[15] o forno de micro-ondas deve ser programado em conformidade com a espessura de resina da prótese, e são apresentadas três sugestões para um forno de 900 watts de potência programável de 10% a 100%.

	Espessura da prótese		
	até 3 mm	de 3 mm a 5 mm	de 5 mm a 10 mm
Tempo/potência	4 minutos a 50% da potência, em seguida desligar por 5 minutos.	6 minutos a 40% da potência, em seguida desligar por 5 minutos.	10 minutos a 30% da potência, em seguida desligar por 5 minutos.
	Decorrido esse tempo, ligar por mais 3 minutos a 100% da potência.	Decorrido esse tempo, ligar por mais 3 minutos a 80% da potência.	Decorrido esse tempo, ligar por mais 10 minutos a 40% da potência.
Total do ciclo de polimerização	12 minutos	14 minutos	25 minutos

---

[15] Y. Gomes & F. L. Gomes, *Caracterização de próteses com polimerização por energia de micro-ondas. Atualização em prótese dentária: procedimentos clínicos e laboratoriais*, capítulo 4 (São Paulo: Livraria Santos, 1999).

> **OBSERVAÇÕES**
>
> 1. Esses ciclos só devem ser empregados em inclusões com muralhas de silicone.
> 2. Para polimerização em mais de uma mufla simultaneamente, deve ser aplicada a sugestão da terceira coluna e, após os 25 minutos, virar as muflas e aquecer por mais dez minutos a 50% da potência.
> 3. Quando a inclusão for feita com muralha de gesso e a prótese for espessa, é necessária alteração do ciclo, aumentando o tempo e diminuindo a potência.
> 4. Terminada a polimerização, aguardar o resfriamento e iniciar a demuflagem e o acabamento final, de maneira convencional.
>
> Fonte: Y. Gomes & F. L. Gomes, *Caracterização de próteses com polimerização por energia de micro-ondas. Atualização em prótese dentária: procedimentos clínicos e laboratoriais*, capítulo 4 (São Paulo: Livraria Santos, 1999).

Polimerização por irradiação de luz (fotopolimerização)

A fotoativação de resina para base de dentadura é um método relativamente novo comparado com os outros métodos de processamento. Ele dispensa a etapa de inclusão em mufla. Portanto, após a prova dos dentes, a prótese já estará pronta para ser processada.

Procedimentos
- o modelo e a base de provas com os dentes montados em cera, após as provas no paciente, são removidos do articulador para o processo de fotopolimerizacão da prótese;
- um registro posicional para os dentes em relação ao modelo de trabalho deve ser criado, utilizando um bastão de acrílico de fotopolimerizacão.

Confecção do registro posicional
- colocar o bastão de acrílico fotopolimerizável sobre as superfícies oclusais e incisais dos dentes, pressionando para que elas sejam copiadas pelo acrílico;
- esse bastão deverá prolongar-se até a região posterior do modelo, de ambos os lados fora da área basal. Na região anterior, partindo do bastão já colocado, outro prolongamento partindo da linha mediana deve atingir uma região do modelo além dos limites da base de provas;

- esse conjunto – bastão, modelo de trabalho e base de provas – é levado a uma câmara de luz por dez minutos para a polimerização desse registro (foto 113);

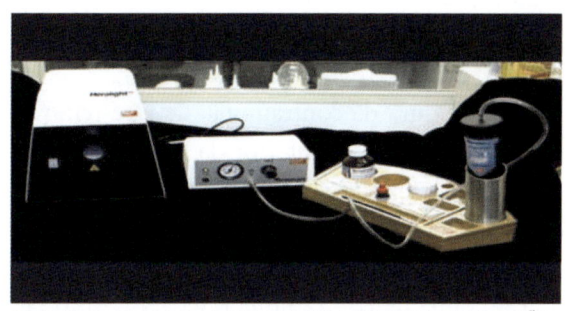

FOTO 113. FOTO DO EQUIPAMENTO DE POLIMERIZAÇÃO

- após a fotoativação do registro, o conjunto é removido da câmara de luz e, com a cera ainda amolecida pelo calor das lâmpadas de alta intensidade, os dentes são facilmente separados do base de provas;
- a base de provas é desprezada, e o modelo de trabalho e o registro com os dentes aderidos pelas faces oclusais são colocados em água fervente para a remoção dos resíduos de cera;
- em seguida o modelo de trabalho é isolado, e uma lâmina de acrílico fotoativável para base é adaptada até os limites da prótese, e fotopolimerizada na câmara de luz;
- aplicar um agente de união na região cervical dos dentes, colocar uma pequena camada de acrílico fotoativável sobre a base de provas, e colocar o registro sobre o modelo, o que fará com que os dentes sejam reposicionados em suas posições originais;
- completar a anatomia e a escultura gengival, adicionando mais porções do material para base de prótese;
- em seguida é removida do modelo, acabada e polida convencionalmente.

Desinclusão (demuflagem)

Após a polimerização da resina acrílica e o resfriamento da mufla, promove-se a desinclusão, que consiste em:

- colocar um cinzel, ou chave de fenda, na fresta existente entre a mufla e a contramufla, separando-as com leve golpes de martelo (geralmente o modelo se quebra e parte dele permanece dentro da base da dentadura, que fica retida na contramufla);
- antes de remover a dentadura da contramufla, deve-se remover todo o gesso do modelo retido no interior da dentadura, com leves golpes de martelo no cinzel (assim o risco de fratura da dentadura será menor, pois ela estará protegida pela muralha, pelo gesso de preenchimento e pelo metal da contramufla);
- em seguida retirar a tampa da contramufla e separá-la com pequenos golpes, deixando livre o bloco de gesso que contém a dentadura;
- quebrar esse bloco em pequenas porções, com cinzel e tesoura para gesso, pelas extremidades, para evitar fraturar a dentadura (fotos 114a e 114b);

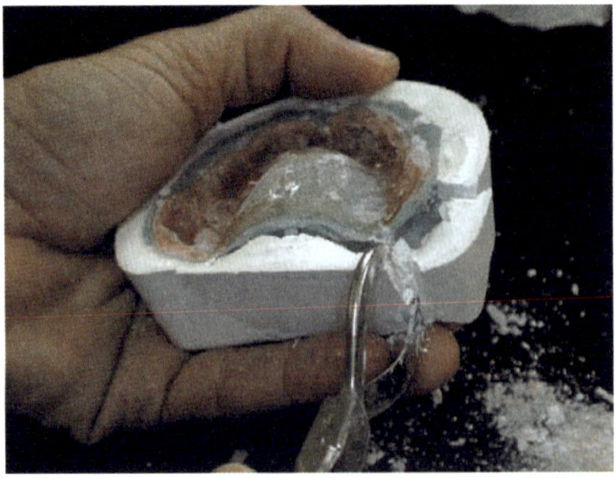

FOTO 114A. DEMUFLAGEM CUIDADOSA

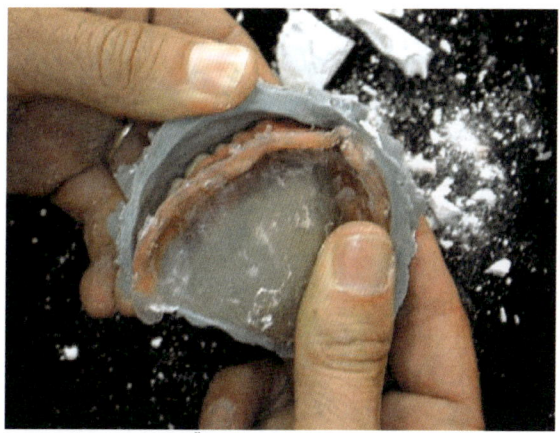

FOTO 114B. REMOÇÃO DA MURALHA DE SILICONE

- depois de removido o gesso da muralha que cobre a dentadura, limpar, com auxílio de um estilete ou espátula Le Cron, os espaços interdentais e os colos dos dentes. Essa tarefa torna-se muito mais rápida quando a muralha de proteção for construída com silicone laboratorial, pois, além de ser fácil de removê-la, não deixa resíduos com o gesso nas faces vestibulares e espaços interdentais da prótese.

Acabamento e polimento

Acabamento

O acabamento consiste em remover os excessos de resina, arredondar as bordas e controlar a espessura da base da prótese.

Material e instrumentos necessários
- pedra-pomes;
- branco de Espanha;
- pasta de polimento de resina;
- fresas granulação média;
- pedras montadas para resina;
- mandril para tiras de lixa;

- mandril para disco de lixa;
- lixas de papel em tiras n°s 220, 150 e 100;
- discos de lixa de papel;
- borracha abrasiva para resina;
- torno de polimento;
- ponta de feltro para o palato;
- escova de pelo;
- escova de pano de flanela.

Procedimentos
- remover com a fresa ou pedra montada para resina as rebarbas na borda da prótese, originadas pelos escoamento do excesso de resina durante a prensagem;
- arredondar as bordas sem interferir nos limites da prótese;
- desgastar, quando necessário, as regiões palatinas e linguais, caso suas espessuras estiverem exageradas;
- usando o disco de lixa, ou fresas pequenas, dar o acabamento nas regiões de inserções dos frênulos labiais e linguais e do músculo bucinador;
- usando tiras de lixa de granulação grossa, alisar toda a superfície externa da prótese até eliminar os riscos deixados pela pedra montada ou pela fresa;
- usando tiras de lixa de granulação fina, com o motor em menor rotação, promover um refinamento no acabamento, para deixar a resina com aspecto aveludado (casca de pêssego), o que torna bem fácil dar polimento e brilho (fotos 115a, 115b e 115c).

Polimento

O polimento da prótese deve obedecer a seguinte sequência:
- passar a superfície externa da prótese na escova de pelo com pedra-pomes umedecida em água e usar o torno de polimento em baixa rotação, até o brilho começar a aparecer;
- usar pontas de feltro com pedra-pomes nas regiões côncavas da abóboda palatina, nas vertentes linguais e nas demais regiões em que a escova de pelo não alcance;

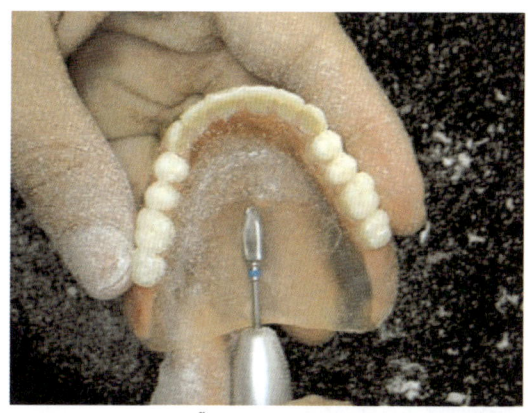

FOTO 115A. REMOÇÃO DAS REBARBAS E CONTROLE DA ESPESSURA

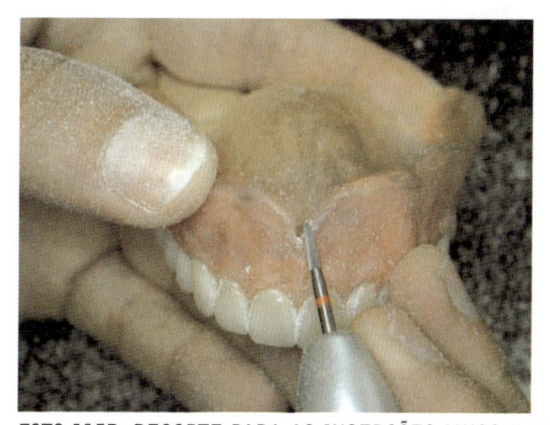

FOTO 115B. RECORTE PARA AS INSERÇÕES MUSCULARES

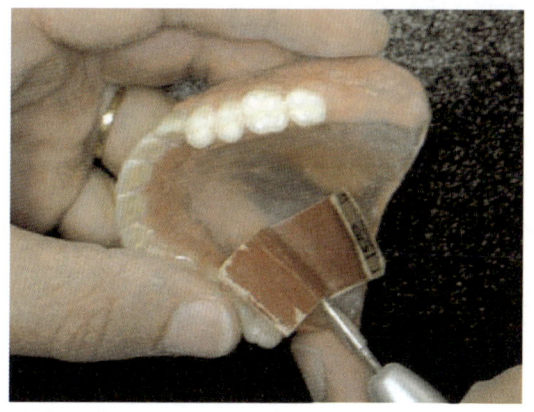

FOTO 115C. ALISAMENTO COM LIXAS DE PAPEL

- concluir o polimento com a escova de pano e a pedra-pomes, eliminando todos os riscos que ainda possam ter ficado (nessa fase a prótese já deverá apresentar um brilho relativo);
- usando somente escova de flanela, branco de Espanha, água e o torno em alta velocidade, conseguir o brilho final;
- obtido o brilho desejado, lavar bem a prótese, a fim de remover os restos do material de polimento. Agora a prótese estará pronta para ser instalada no paciente (fotos 116a, 116b, 116c e 116d).

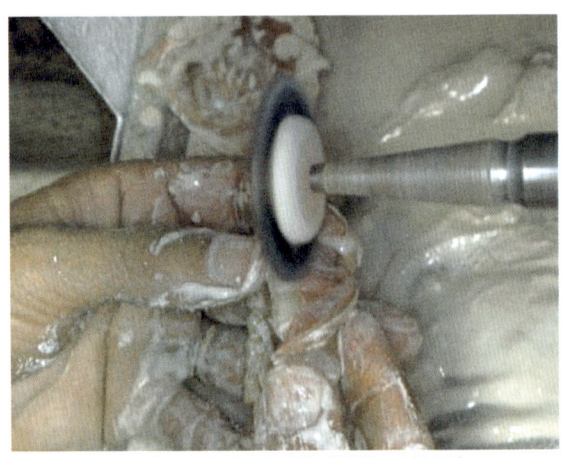

FOTO 116A. ESCOVA DE PELO E PEDRA-POMES

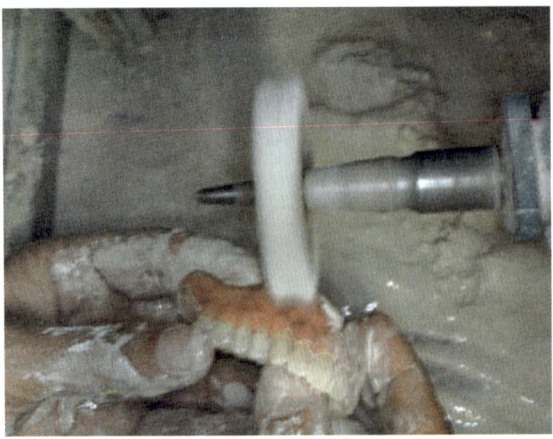

FOTO 116B. ESCOVA DE PANO E PEDRA-POMES

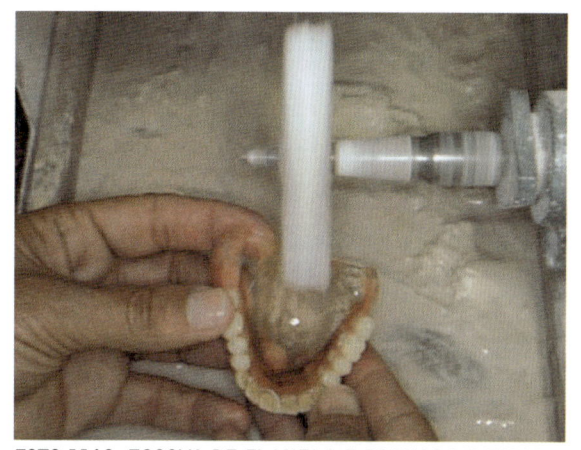

FOTO 116C. ESCOVA DE FLANELA E BRANCO DE ESPANHA OU PASTA DE POLIMENTO

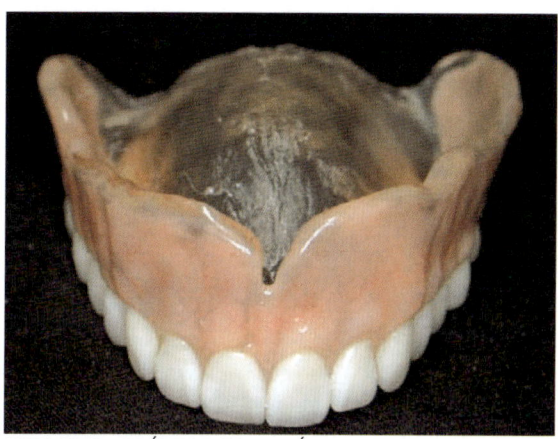

FOTO 116D. PRÓTESE CONCLUÍDA

Instalação da prótese e controles 13

A qualidade das próteses desempenha importante e decisivo papel no bom relacionamento biológico com o meio em que elas funcionarão. A instalação é o momento em que isso começa a ser verificado. As diversas etapas na confecção das próteses foram e continuam sendo exaustivamente estudadas, com o intuito de conhecer os defeitos, para ser possível suavizar seus efeitos. Colocada a prótese, a primeira observação é uma reação ao contato, geralmente desagradável, de sensação de corpo estranho, que em alguns pacientes pode acarretar um aumento instantâneo do fluxo salivar, e causar náuseas em outros. Alguns defeitos, como sobre-extensão, compressão de bordas ou da superfície de assento ou mesmo contatos dentais prematuros, também podem ocorrer e deverão ser sanados nesse momento. Essas reações iniciais variam de acordo com a sensibilidade de cada paciente, seu estado psicológico e, sobretudo, com a precisão das próteses. Geralmente, algumas dessas interferências, quando observadas, podem ser rapidamente controladas, mas podem também terminar fazendo que o paciente rejeite a prótese.

O que o paciente precisa saber no momento da instalação da prótese

O tempo útil de uma prótese dependerá do comportamento dos tecidos que a suportam. As gengivas e os ossos seguem um processo que não está sob o controle do paciente nem do dentista. Depende de fatores como: adaptação da prótese à boca, estado dos dentes e da base da dentadura em uso.

A partir desse momento a funcionabilidade da prótese total dependerá em grande parte da capacidade adaptativa de cada indivíduo.

Por mais bem construída que seja, e por mais habilidade que tenha o profissional que elabora a prótese, a prótese total não conseguirá devolver nem 15% da eficiência e funcionabilidade, se comparada aos dentes naturais.

O paciente nunca poderá comparar sua prótese nova com a de outras pessoas, ou, ainda, a que tenha sido realizada há algum tempo, pois a prótese atual tem as características determinadas pelas condições atuais de sua boca.

O paciente não deve tentar usar inicialmente sua prótese vigorosamente; deve aprender a mantê-la em posição, para, em seguida, com cuidado, tentar utilizá-la. Comendo vigorosamente, poderá provocar o aparecimento de locais dolorosos na gengiva.

É necessário dar às gengivas a oportunidade de adaptação à nova função que lhe é atribuída, sem força ou cansaço.

A primeira impressão que se tem com a prótese recém-instalada é a de que está com a "boca cheia". Aparece, então, um excesso de saliva, e talvez ânsia de vômito. Diante disso, devem-se aguardar uns instantes até que isso se estabilize.

A pronúncia de algumas palavras poderá ser um pouco difícil inicialmente, em razão das novas posições dos dentes artificiais. Tal dificuldade, porém, logo se dissipará.

O paciente poderá ter a sensação de perda ou diminuição do paladar, mas na realidade isso não ocorre. O que realmente ocorre é que a base da prótese é feita de um material plástico que é isolante térmico. Assim, o que sentirá é uma diferença na temperatura dos alimentos levados à boca.

Ao se alimentar, nas primeiras refeições, terá de abrir pouco mais a boca do que o costume, principalmente se ocorreu aumento significativo na dimensão vertical, mas tal diferença também deverá desaparecer em pouco tempo.

Ruídos ao mastigar poderão ocorrer, por causa das novas posições de contato com os dentes antagonistas, ou o material do dente colocado ser mais resistente.

Se o paciente, durante a fase de confecção das novas próteses, utilizou o Ditef, essa etapa de adaptação acontecerá bem mais tranquilamente, pois a essa altura já deverá ter ocorrido acomodação de toda a musculatura envolvida com a prótese.

Orientações ao paciente quanto ao uso da prótese

Procure sorrir e falar diante do espelho com naturalidade, relaxando. Veja como seu rosto se modifica! Você pode ajudar a agilizar a adaptação muscular, massageando os lábios de encontro à prótese, com os dedos polegar e indicador.

Poderá ter sensações dolorosas por causa da prótese. No entanto, o dentista não estará alheio ao seu problema; tanto que você deverá ainda retornar ao consultório para várias sessões de ajuste e controles.

Assim, sob hipótese alguma, não raspe a prótese com lixas ou outro instrumento qualquer tentando eliminar os pontos de pressão. Deverá, isso sim, removê-la da boca e recolocá-la 4 ou 5 horas antes de uma nova consulta.

Aprendendo a comer com a prótese

Além da disposição em vencer a batalha da adaptação, serão necessários outros cuidados, para que o paciente possa se alimentar com naturalidade.

Ele deve começar comendo porções pequenas de alimentos macios, que requeiram pouca mastigação, como bolachas; evitar alimentos "pegajosos", especialmente o pão.

Ao morder um alimento, o paciente deve procurar separar cuidadosamente a porção mordida, não puxá-la. Após mastigar o alimento e engoli-lo, engolir novamente, para que a prótese se assente e esteja preparada para nova porção.

O paciente não deve "arrancar" o alimento com os dentes (como se faz ao comer uma maçã, por exemplo). Deve, sim, empurrar com a mão para cima ou para baixo, contra os dentes da prótese.

A mastigação deve ser lenta. Não se devem morder com muita força os alimentos duros, pois a gengiva que suporta a prótese receberá carga excessiva, podendo sofrer ferimentos.

Aprendendo a higienizar a prótese

A prótese mal higienizada incomoda e pode, além do mau hálito, causar lesões na gengiva, causadas por bactérias ou fungos impregnados na dentadura.

Assim, após as refeições, escovar as próteses com uma escova macia, água de preferência morna e sabão neutro. Escovar também a língua e a gengiva.

Limpezas vigorosas, cremes ou pós-dentais desgastam o acrílico empregado nas bases e nos dentes. Há líquidos apropriados para tal higienização (solução de hipoclorito, pastilhas efervescentes, sabão enzimático, etc.).

É mais seguro higienizar a prótese na pia do que durante o banho; no caso de queda na pia, a dentadura tem menor risco de quebrar.

O que o dentista precisa fazer

Após a instalação da prótese total, o dentista deverá aguardar alguns minutos até que o fluxo salivar se estabilize e o desconforto inicial pela presença das novas próteses diminua.

Após esse período, ele deve testar a retenção, tentando retirar as próteses, e a estabilidade, pressionando-as contra os rebordos.

Se, ao testar a estabilidade da base, o dentista notar a presença de movimento de báscula, é porque pode ter ocorrido falha no planejamento ou na moldagem funcional. É necessário verificar essas possibilidades usando qualquer método evidenciador (fotos 117a, 117b, 117c e 117d).

Se a retenção e a estabilidade estiverem positivas, fazer a verificação oclusal do fechamento cêntrico. O paciente deve fechar a boca lentamente até que haja contatos dentais, e deve apertar firme, quando então o dentista observará a movimentação ou não no assentamento das próteses.

▶ Caso não haja nenhuma movimentação das próteses durante esse teste, o paciente receberá as orientações quanto ao uso delas e um retorno breve deverá ser agendado;

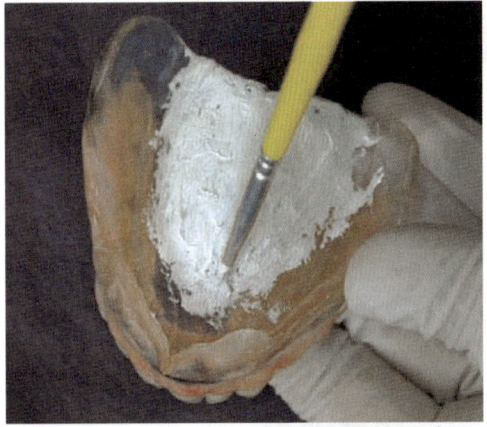

FOTO 117A. PASTA CATALISADORA (LISANDA)

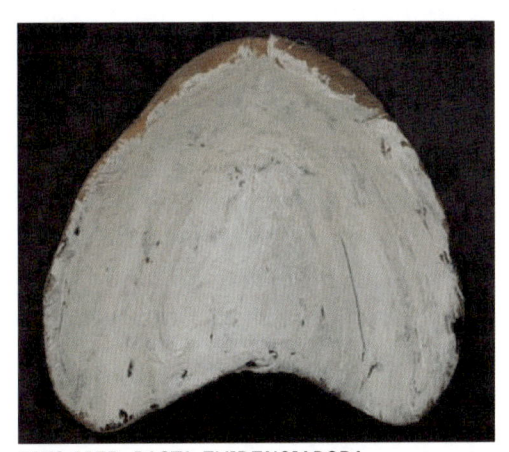

FOTO 117B. PASTA EVIDENCIADORA

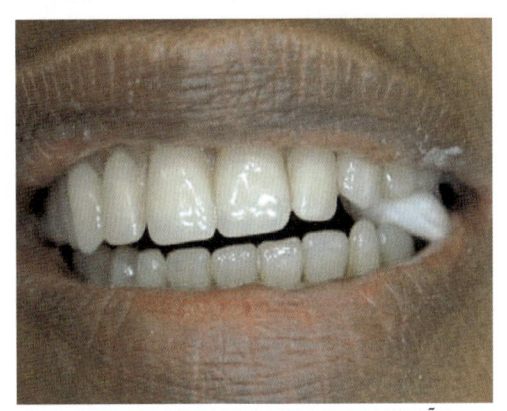

FOTO 117C. MASTIGANDO ROLO DE ALGODÃO

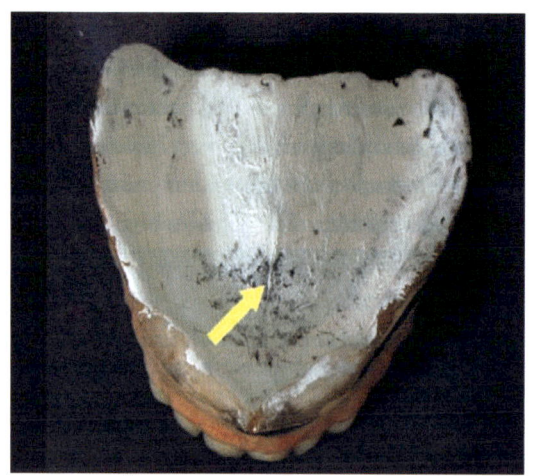

FOTO 117D. ÁREA DE PRESSÃO EVIDENCIADA

▶ Caso haja algum deslocamento, que geralmente ocorre em virtude de contatos dentais deflectivos no fechamento cêntrico, devem-se localizá-los e removê-los. Após isso o paciente deverá ser dispensado e agendado um retorno breve.

O ajuste dos bordos poderá ser necessário, e deverá ser feito o mais breve possível, a fim de evitar traumatismos na mucosa de suporte, que retardariam o período de adaptação.

Não é conveniente fazer ajustes oclusais nos movimentos mandibulares de lateralidades ou protrusivos nas próteses totais no dia da instalação, pois o paciente ainda não está familiarizado com a nova situação oclusal criada pelas novas próteses. Isso deverá ser feito em ocasião oportuna (consulta posterior), após o paciente já estar adaptado às novas condições impostas pelas novas próteses, de acordo com as especificidades de cada paciente.

Ajuste oclusal da prótese

Acreditamos não ser o dia da instalação da prótese a melhor ocasião para o ajuste oclusal da prótese, pois nesse momento o paciente ainda não tem a capacidade sensorial para processar as mudanças que ocorrem de imediato com a troca das próteses. Recomenda-se, então, nesse momento, quando diminuir a sensação desagradável de corpo estranho após alguns minutos, uma simples remoção das interferências oclusais ou contatos prematuros, no movimento de fechamento cêntrico. Ajustes em lateralidades nessa hora são praticamente impossíveis (fotos 118a e 118b).

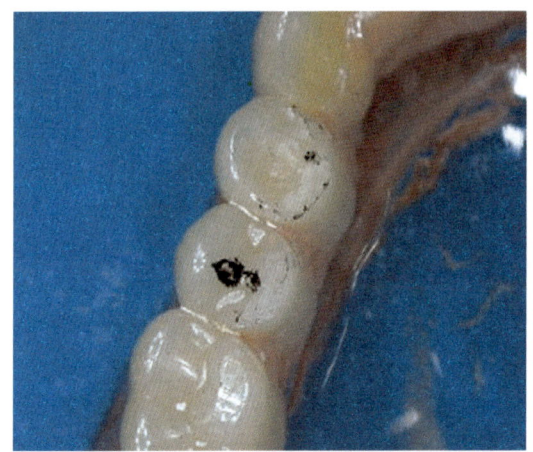

FOTO 118A. CONTATO PREMATURO EM CÊNTRICA

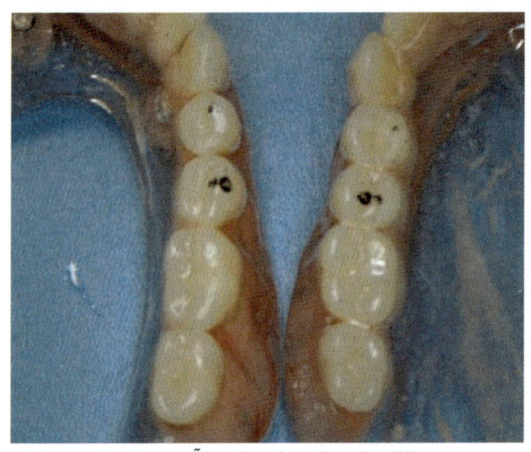

FOTO 118B. RELAÇÃO COM O ANTAGONISTA

Como exposto no tópico "Oclusão", os ajustes oclusais devem buscar, em cada caso particular, uma oclusão balanceada nos movimentos de protrusão e lateralidades, eliminando as interferências capazes de desestabilizar as próteses. Essa oclusão já deve ter sido obtida quando da montagem dos dentes em articulador, guiada pela curva de compensação. Portanto, se houver necessidade de grandes ajustes é porque algum erro deve ter ocorrido, o que indicaria a troca dessa prótese.

Após o ajuste inicial no fechamento cêntrico (executado com papel-carbono de espessura fina, levado à boca por meio de pinças especiais), ficarão evidenciados os contatos oclusais a serem desgastados ou não. Obtidos os contatos bilaterais equilibrados, o paciente deve receber por escrito ou por comunicação verbal as orientações quanto ao uso, à mastigação e a higienização, e os dados de retorno ao consultório em 24 horas ou no máximo 36 horas para os ajustes em lateralidades.

À medida que esses ajustes vão sendo realizados, no decorrer das visitas subsequentes as funções da prótese vão sendo melhoradas. O tempo necessário para o paciente adaptar-se às novas próteses é incerto, pois depende de vários fatores: condição psíquica e motora, idade, vontade, vaidade, paciência, saúde e, principalmente, a qualidade da prótese instalada.

Prótese total imediata (PTI) 14

Tipo de prótese confeccionada ainda com a presença de dentes naturais remanescentes, que deverão ser extraídos. No mesmo ato clínico ela é instalada.

A PTI não deve ser encarada como prótese provisória ou transitória, pois, durante o planejamento e a execução, oferecem ao dentista referências que as convencionais ou mediatas não podem oferecer, ou seja, a presença de alguns dentes naturais úteis para o registro das posições, cores, formas e tamanho dos dentes artificiais. Além disso, a presença de dentes naturais também pode auxiliar na determinação da DVO. Podemos até afirmar que a PTI é aquela que, quando puder ser indicada, permite com mais facilidade a reabilitação anatômica, fisiológica e funcional dos pacientes, e apresenta um prognóstico geralmente muito melhor.

Embora as vantagens das PTI sejam várias, devem ser considerados dois aspectos que podem interferir negativamente no resultado final esperado: a *estética* e a *retenção*.

Estética

Nos casos em que os pacientes possuem ainda os dentes anteriores, durante a fase de elaboração da prótese não se tem a oportunidade de fazer provas estéticas. Portanto, ela só poderá ser confirmada e avaliada após a avulsão dos dentes e a instalação da prótese. Tal inconveniente pode ser minimizado planejando-se próteses transitórias imediatas, ou fazendo adaptações de próteses preexistentes, para poder remover alguns dentes naturais anteriores, o que permitiria executar as provas estéticas (foto 119).

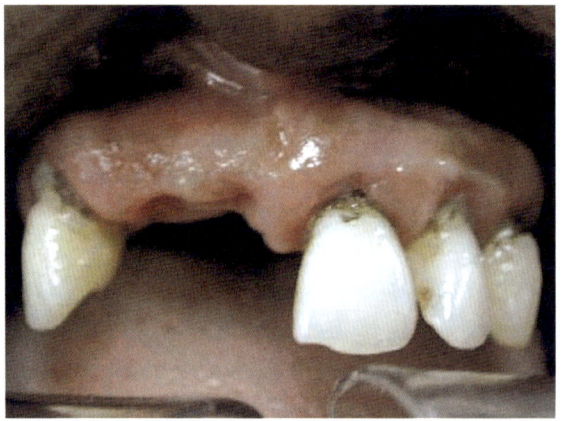

FOTO 119. INDICAÇÃO PARA PRÓTESE TOTAL IMEDIATA (PTI)

Retenção

A retenção está diretamente relacionada com a extensão da cirurgia, isto é, quanto maior o número de dentes extraídos no dia da instalação da prótese, menor será teoricamente a retenção. Isso porque a retenção é assegurada quando ocorrer o íntimo contato entre a base da prótese e a mucosa de suporte, o que, obviamente, não acontecerá nas regiões onde existem dentes remanescentes. Portanto, deve-se considerar a possibilidade de remoção antecipada de dentes que não tenham importância no planejamento, diminuindo-se o número de dentes a serem removidos na última sessão.

Benefícios da prótese total imediata

- manutenção da dimensão vertical original do paciente;
- normalização mais rápida da fonação, mastigação e deglutição;
- a aparência facial não é drasticamente afetada, por causa da manutenção da DVO e do suporte da musculatura mímica e labial;
- montagem dos dentes com referências de cor, forma, tamanho e disposição dos dentes naturais;
- o paciente não passa um dia sequer sem dentes, já que a prótese é instalada imediatamente após a avulsão dos dentes remanescentes;

- proteção da ferida cirúrgica pela base da prótese, que auxilia no controle de hemorragias e, ao mesmo tempo, na manutenção do coágulo sanguíneo no interior do alvéolo, diminuindo o período de cicatrização, e redução ou eliminação da dor pós-operatória;
- mantém o estímulo mecânico sobre os alvéolos, diminuindo a reabsorção óssea.

Moldagem preliminar

Como nas próteses convencionais, realizam-se também duas moldagens: a preliminar ou anatômica e a definitiva ou funcional.

É feita com o intuito de produzir um modelo complementar aos exames do paciente, colaborando no diagnóstico e auxiliando o dentista a estabelecer o prognóstico do caso, além de servir aos planejamentos clínicos e protéticos.

Em razão da presença de alguns dentes remanescentes, a técnica a ser empregada é a mesma utilizada para moldagens preliminares em prótese parcial removível, ou seja:
- seleção da moldeira de estoque para pacientes dentados, que consiga recobrir toda área dentada e desdentada, com alguma folga para o material de moldagem; no caso, o alginato;
- individualizar essa moldeira com cera utilidade, fazendo com que toda a área basal seja incorporada, em especial as regiões de assentamento do bordo da PTI;
- remover, com um instrumento, a cera na região onde houver a presença de dentes. Em seguida aplicar fiapos de algodão para ajudar na retenção do alginato;
- espatular uma porção de alginato, carregar a moldeira, levar à boca do paciente e obter o molde. Após o exame desse molde, verter gesso pedra para obter o modelo preliminar.

Planejamento clínico

Essa etapa consiste na determinação da área basal da futura prótese, na localização e promoção dos alívios quando necessários, na definição da sequência e da oportunidade de extrações dentárias antecipadas, e também na elaboração de prótese transitória para o caso.

Planejamento protético

Confeccionar as moldeiras individuais de acordo com o planejamento clínico, e também as próteses transitórias, ou, ainda, adequar às próteses parciais removíveis preexistentes, que continuarão sendo usadas durante o tratamento.

Moldagem funcional

Duas técnicas podem ser empregadas, dependendo do planejamento indicado para o caso:

MOLDAGEM SIMPLES

A moldeira individual envolve os dentes (moldeira fechada) remanescentes, e utiliza-se um único material de moldagem, geralmente a pasta zinco-eugenólica. Essa técnica é preferencialmente usada quando os dentes remanescentes são contíguos ou espaçados, mas em pequeno número e, por isso, o caso não exigirá mais nenhuma extração antecipada. Para que o resultado seja confiável, a moldeira individual deverá estar planejada com a exigência do caso, e sua borda vestibular, bem adaptada na região dentada;

MOLDAGEM MISTA

A moldeira individual contorna os dentes (moldeira aberta) remanescentes, e utilizam-se dois materiais de moldagem em tempos diferentes: geralmente a pasta zinco-eugenólica e o alginato. Ao contrário da técnica da moldagem simples, está indicada em duas situações distintas:
1. quando ainda houver a necessidade de remoção antecipada de algum dente remanescente. Assim, essa etapa de moldagem deverá ser transferida para quando já estiverem montados os dentes artificiais. Nesses casos a moldeira individual será utilizada até esse momento como base de provas;

2. quando existir um grande número dentes que só serão removidos no dia da instalação da prótese; ou a presença de áreas retentivas vestibulares, que impedem a adaptação dos bordos; ou, ainda, por causa da inclinação dos dentes, seu eixo de inserção fique prejudicado.

Na técnica mista, efetua-se primeiro a moldagem da área desdentada com a pasta zinco-eugenólica e, posteriormente, com o auxílio de uma moldeira de estoque previamente ajustada com cera, moldam-se as áreas dentadas, no fundo de sulco vestibular da região dentada e carregada de alginato, estando o paciente com a moldeira individual na boca.

Relações intermaxilares

Para o restabelecimento das relações intermaxilares, confeccionam-se bases de provas em resina acrílica, de maneira a recobrir apenas a áreas desdentadas, isto é, contornam-se os dentes remanescentes no modelo.

Registro da DVO e da RC

Com uma lâmina de cera rosa nº 7 prepara-se o arco de oclusão para as áreas desdentadas, colocando-o sobre a base de provas, usando as referências das posições dos dentes remanescentes. Se a prótese em questão for para a arcada superior, o plano de orientação assim construído será posicionado no arco facial e lavado à boca do paciente, para o transporte da relação cranial da maxila para o articulador. Caso o modelo antagonista seja para a mandíbula, deverá nesse momento já estar também fixado no articulador.

Em seguida, plastifica-se o plano de oclusão e coloca-se uma pequena quantidade de cera utilidade na região posterior da base de provas. Leva-se à boca do paciente, pedindo que feche lentamente com a ponta de sua língua na cera colocada na região posterior, até atingir a posição de DVO. Com isso, os dentes antagonistas deixarão marcas no plano de cera e, assim, registramos simultaneamente a posição de RC. Com essas referências o modelo da mandíbula é então fixado no articulador (fotos 120a, 120b e 120c).

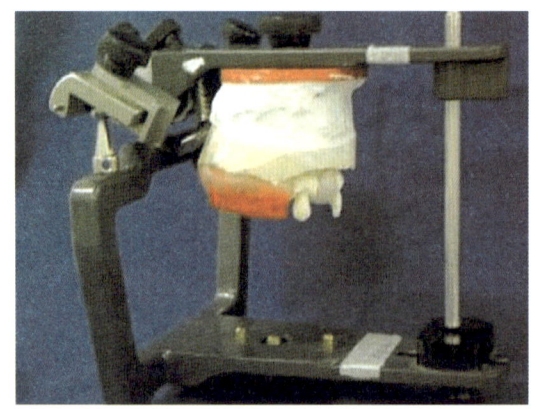

FOTO 120A. MODELO SUPERIOR MONTADO

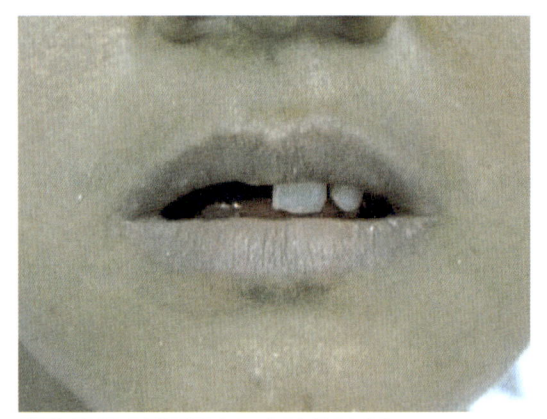

FOTO 120B. REGISTRO DA DVO E DA RC

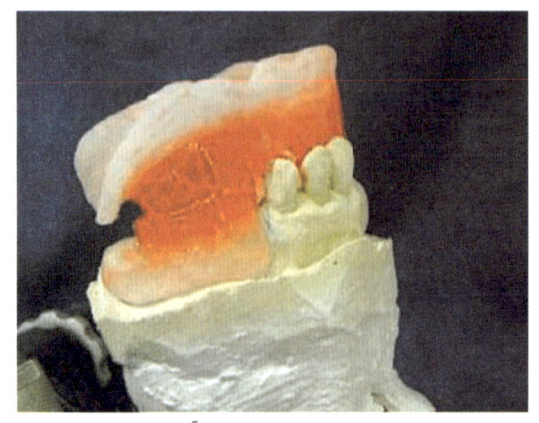

FOTO 120C. FIXAÇÃO DO ANTAGONISTA

Seleção e montagem dos dentes artificiais

A seleção é feita com base na cor, forma e tamanho dos dentes remanescentes do paciente, e a montagem, observando as características de posição.

O planejamento inicial do caso deve permitir que após a montagem dos dentes artificiais sejam feitas provas estéticas e funcionais. Então, nessa etapa, montam-se os dentes que correspondem aos espaços protéticos existentes no modelo para serem provados em boca. É também importante que tenhamos um modelo original cópia, para orientações quanto ao posicionamento dos dentes (fotos 121a e 121b).

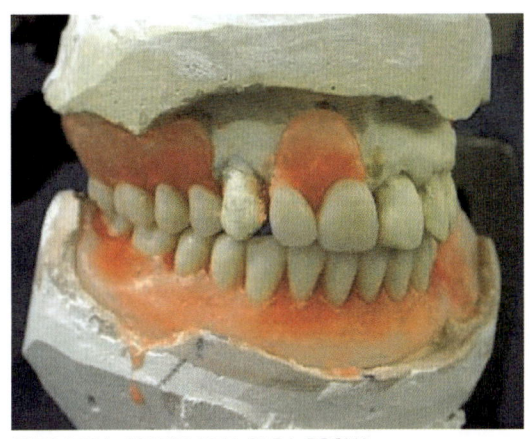

FOTO 121A. MONTAGEM PARA PROVA

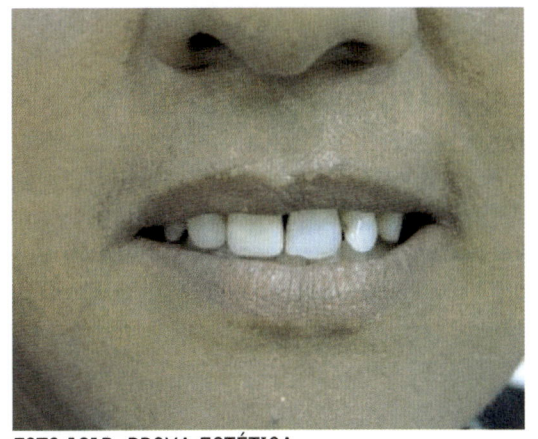

FOTO 121B. PROVA ESTÉTICA

Tendo sido provada e aprovada, a prótese é enviada para o técnico para a montagem dos dentes que faltam e conclusão da ceroplastia e escultura gengival.

Inclusão, polimerização e acabamento

Esse processo é semelhante ao da prótese convencional, com exceção da confecção do guia cirúrgico, necessário para a grande maioria dos casos. Esse guia é confeccionado no momento da abertura da mufla para a eliminação da cera e da base de provas.

Confecção do guia cirúrgico

O guia cirúrgico deverá ser a cópia exata e transparente da base da prótese imediata. Quando da remoção dos dentes do modelo de gesso para a colocação dos artificiais em laboratório, alguns cuidados de ser tomados:

- o técnico somente deve remover o dente no nível da gengiva, o suficiente para a colocação do artificial, quando da montagem final dos dentes artificiais.
- o aplainamento ou conformação do rebordo (cirurgia do modelo) nessa região só deverá ser feito quando da abertura da mufla após a inclusão;
- o dentista é quem deve orientar a cirurgia no modelo, pois ele é que tem a noção clínica da quantidade de tecido a ser removido no ato cirúrgico, que deverá ser a mesma quantidade de gesso a ser removida do modelo;
- após a cirurgia no modelo na mufla ele é duplicado, e sobre esse modelo-cópia é realizada uma base em acrílica transparente, que será encaminhada ao dentista juntamente com a prótese imediata terminada (fotos 122a e 122b).

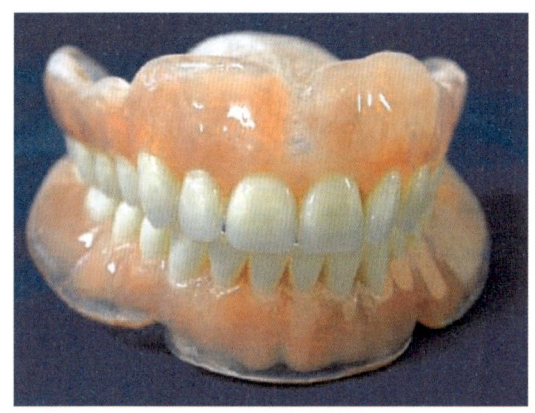

FOTO 122A. PRÓTESE CONCLUÍDA

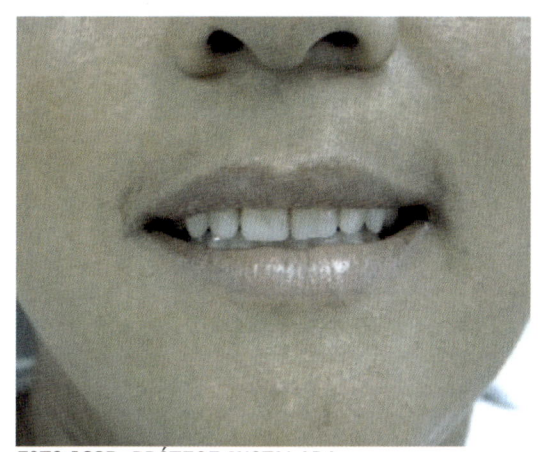

FOTO 122B. PRÓTESE INSTALADA

Acreditamos que, seguindo cuidadosamente todos os passos no desenvolvimento tanto clínico com laboratorial da confecção da prótese total imediata: exames apurados, planejamentos coerentes, execução meticulosa, não há por que ter o receio ou a necessidade de reembasamento em curto prazo, ou mesmo dúvidas com a estética.

Referências bibliográficas

AL WAZZAN, K. A. "The Relationship between Intercanthal Dimension and the Widths of Maxillary Anterior Teeth". Em *Journal of Prosthetic Dentistry* 86 (6), dezembro de 2001.

ANUSAVICE, K. J. Phillips. *Materiais dentários*. 10ª ed. Rio de Janeiro: Guanabara Koogan, 1998.

BERRY, F. H. "Is the Theory of Temperament the Foundation of Study of Prosthetic Art?". Em *Dental Magazine*, nº 1, 1906.

BEYRON, H. "Optimal Occlusion". Em *Dental Clinics of North America* 13 (3), 1969.

BOUCHER, C. O. et al. *Prosthodontic Treatment for Edentulous Patients*. 7ª ed. Saint Louis: Mosby, 1975.

CERVEIRA NETTO, H. *Prótese total imediata*. São Paulo: Pancast, 1987.

CORRÊA, G. A. *Prótese total híbrida*. São Paulo: Livraria Santos, 1996.

CRAIG, R. G. & POWERS, J. M. *Materiais dentários restauradores*. 11ª ed. São Paulo: Livraria Santos, 2004.

FREITAS, C. A. "Determinação da largura dos dentes ântero-superiores na seleção dos dentes artificiais". Em *FOB* 6 (2,) abr.-jun. 1998.

GOMES. T. et al. "Caracterización gengival de prótesis completas mediante la escala cromática de resina segun Tomaz Gomes". Em *Quintessence Technical* (2º esp.), 6 (2), 1995.

_____. *Atlas de caracterização em prótese total e prótese parcial removível*. São Paulo: Livraria Santos, 1998.

GOMES, Y. & GOMES, F. L. *Caracterização de próteses com polimerização por energia de micro-ondas. Atualização em prótese dentária: procedimentos clínicos e laboratoriais*. Capítulo 4. São Paulo: Livraria Santos, 1999.

GUICHET, N. F. *Occlusion: Atraching Manual*. 2ª ed. Anaheim: Denar, 1977.

HAWKINS, J. F. "Designing Occlusion for Complete Dentures". Em *Compendium of Continuing Education in Dentistry*, vol. 14, nº 6, 1993.

HEARTWELL JR., C. M. & HAHN, A. O. *Syllabus em prótese total complete denture*. Trad. J. C. Turano e F. Montenegro. São Paulo: Livraria Santos, 1990.

HEGENBARTH, E. A. *Sistema prático de seleção de cores em cerâmica*. Trad. B. L. S. Martins. São Paulo: Quintessence, 1992.

HOWELL, A. H. & BRUDEVOLD, F. "Vertical Forces used During Chewing of Food". Em *Journal of Dental Research*, nº 29, 1950.

JOHNSON, D, L. & STRATTON, R. J. *Fundamentos de prótese removível*. Rio de Janeiro: Quintessense, 1988.

JUNQUEIRA, Luiz Carlos Uchoa & CARNEIRO, José. *Histologia básica*. São Paulo: Guanabara Koogan, 1999.

MADEIRA, M. C. *Anatomia da face: bases anátomo-funcionais para a prática odontológica*. São Paulo: Sarvier, 1995.

McHORRIS, W. H. "Occlusion: with Particular Emphasis on the Functional and Parafunctional Role of Anterior Teeth". Em *Journal of Clinical Orthodontics* 13 (10), outubro de 1979.

MJÖR, I. A. & FEJERKOV, O. (orgs.). *Embriologia e histologia oral humana*. Trad. L. S. Utrilla *et al*. São Paulo: Panamericana, 1990.

PATTERSON, A. H. "Construction of Artificial Denture". Em *Dental Cosmos* 65 (7), julho de 1923.

PLEASURE, M. A. "Impression Procedures for Stability of Complete Dentures". Em *Dental Clinics of North America*, novembro de 1964.

PRISCO, V. P. C. & MARCHINI, L. *Prótese total contemporânea na reabilitação bucal*. São Paulo: Livraria Santos, 2007.

SAIZAR, P. *Prótesis a placa*. 6ª ed. Buenos Aires: Progrental, 1958.

SELLEN, P. N. *et al*. "The Selection of Anterior Teeth Appropriate for the Age and Sex of the Individual: how Variable are Dental Staff in Their Choice?". Em *Journal of Oral Rehabilitation* 29 (9), setembro de 2002.

SERAIDARIAN P. I. *Observações histopatológicas dos diferentes graus de inflamação da mucosa oral frente a estímulos provocados por próteses totais mucossuportadas*. Dissertação de mestrado. São José dos Campos: Faculdade de Odontologia de São José dos Campos, Universidade Estadual Paulista Júlio de Mesquita Filho, 1994.

SKINNER, E. W. *Materiais dentários*. 8ª ed. Rio de Janeiro: Interamericana, 1984.

TAMAKI, T. *Dentaduras completas*. 3ª ed. São Paulo: Sarvier, 1977.

TEN CATE, A. R. *Histologia bucal: desenvolvimento, estrutura e função*. Trad. F. F. Moraes. 2ª ed. Rio de Janeiro: Guanabara, 1988.

TURANO, J. C. & TURANO, L. M. *Fundamentos de prótese total*. 5ª ed. São Paulo: Quintessence, 2000.

WILLIAMS, J. L. "A New Classification of Tooth Forms with Special Reference to a New System of Artificial Teeth". Em *Journal All. Dent. Soc.*, nº 9, março de 1914.

YOUNG JUNIOR, L. *et al.* "Asseing Shade Differences in Acrylic Resin Denture and Natural Teeth". Em *Journal of Prosthetic Dentistry*, 71 (6), junho de 2004.

Índice geral

Acabamento, 207

Acabamento e polimento, 207

Adaptação à mucosa, 44

Adequação das próteses em uso pelo paciente, 30

Ajuste oclusal da prótese, 218

Alguns esclarecimentos sobre técnicas e materiais de moldagem utilizados na obtenção dos moldes, 43

Alívio de fibromucosa flácida, 56

Alívios de regiões ósseas, 57

Alívios dos forâmens, 56

Aplicação da resina acrílica, 202

Aplicação da resina rosa por vestibular, 190

Aprendendo a comer com a prótese, 215

Aprendendo a higienizar a prótese, 216

Apresentação, 9

Arco facial e montagem do modelo da maxila, 89

Áreas de compressão, 59

Áreas ou zonas de alívios, 56

Articulador, 87

Aspectos anatômicos e biomecânicos, 19

Aumento da área basal, 36

Balanceamento da articulação dental, 166

Base de provas, 79

Bases de provas e planos de orientação, 79

Benefícios da prótese total imediata, 222

Canino inferior, 157

Canino superior, 147

Ceroplastia e escultura gengival, 173

Ciclos de polimerização, 198

Ciclos de polimerização em micro-ondas, 203

Classificação das moldagens, 68

Como determinar as posições e inclinações dos dentes anteriores inferiores, 149

Componentes do articulador semiajustável, 89

Comprimento, 136

Confecção do guia cirúrgico, 228

Confecção laboratorial da base da prótese, 181

Cor, 131

Curva de compensação, 113

Delimitação da área basal, 54

Dentes artificiais: seleção, montagem e oclusão, 127

Desvantagens dos dentes de resina acrílica, 130

Dimensão vertical (DV), 97

Dimensão vertical, relação central e plano de orientação da mandíbula, 97

Dispositivo para selecionar e provar dentes artificiais, 138

Eliminação da cera e base de provas, 187

Eliminação da cera e da base de provas, 201

Escalas de seleção de cores, 132

Estética, 221

Extensão da base das próteses, 44

Forma, 134

Funções da saliva, 25

Importância do dentes anteriores inferiores, 148

Incisivo central inferior, 155

Incisivo central superior, 146

Incisivo lateral inferior, 156

Incisivo lateral superior, 146

Inclusão em mufla metálica, 181

Inclusão em mufla plástica, 199

Inclusão, polimerização e acabamento, 228

Instalação da prótese e controles, 213

Introdução, 11

Largura, 137

Língua, 24

Localizaçao anatômica do plano de Camper, 86

Materiais de moldagem, 69

Materiais dos dentes artificiais, 127

Material e instrumental necessários, 50
Material e instrumentos necessários, 181, 191
Meios biomecânicos, 26
Meios de retenção das próteses totais, 26
Meios físicos, 26
Método por amassamento de cera, 115
Métodos de obtenção, 114
Métodos fisiológicos, 109
Métodos mecânicos, 108
Modelo de trabalho ou definitivo, 72
Moldagem funcional, 224
Moldagem funcional e modelo de trabalho, 67
Moldagem mista, 224
Moldagem preliminar, 223
Moldagem preliminar, modelos anatômicos ou preliminares de diagnóstico e de planejamento, 43
Moldagem preliminar: para que e por quê, 43
Moldagem propriamente dita (A), 71
Moldagem simples, 224
Moldeiras individuais e sua importância (As), 61
Montagem dos dentes artificiais, 144
Montagem dos dentes inferiores posteriores, 163
Montagem dos dentes posteriores, 158
Mucosa bucal, 19
Mucosa de revestimento, 20
Mucosa especializada, 21
Mucosa mastigatória, 20
Muralhas em silicone, 189
Músculos, 21
Músculos da deglutição, 23
Músculos da expressão facial, 22
Músculos da língua, 24
Músculos da mastigação, 23
Nota do editor, 7
O que o dentista precisa fazer, 216
O que o paciente precisa saber no momento da instalação da prótese, 213

Obtenção da DVO, 98

Obtenção do modelo anatômico ou de diagnóstico, 50

Oclusão, 168

Orientações ao paciente quanto ao uso da prótese, 215

Percepção da cor, 132

Planejamento clínico, 53, 223

Planejamento clínico e protético, 53

Planejamento protético, 60, 224

Plano de orientação, 81

Polimento, 208

Polimerização em banho de água quente (banho-maria), 198

Polimerização em micro-ondas, 203

Polimerização por irradiação de luz (fotopolimerização), 204

Polimerização por irradiação de micro-ondas, 199

Polimerização termopneumo-hidráulica, 198

Preenchimento do molde (obtenção do modelo), 51

Preparação da prótese para inclusão, 173

Preparo da resina incolor para o palato ou região lingual, 195

Primeiro molar inferior, 165

Primeiro pré-molar inferior – relação normal, 163

Princípios básicos, 68

Prótese fixa unitária, 11

Prótese parcial removível, 12

Prótese total imediata (PTI), 221

Prótese total mucosassuportada, 19

Prótese total ou dentadura artificial completa, 16

Prótese unitária, 11

Próteses sobre implantes, 14

Recuperação da dimensão vertical de oclusão (DVO), 37

Reembasamento protético, 31

Reembasamento terapêutico, 30

Referências bibliográficas, 231

Registro da DVO e da RC, 225

Regulagem (individualização) do articulador, 122

Relação central (RC), 108

Relações intermaxilares, 225

Relações intermaxilares (I), 97

Relações intermaxilares (II), 113

Reparos das próteses em uso, 34

Reparos indiretos ou de laboratório, 35

Reparos simples, 34

Requisitos de confecção, 61

Retenção, 222

Saliva, 24

Segundo molar inferior, 166

Segundo pré-molar inferior, 164

Seleção da cor, 131

Seleção e montagem dos dentes artificiais, 227

Seleção: cor, forma e tamanho, 130

Sequência de montagem, dentes anteriores inferiores, 155

Sequência de montagem, dentes anteriores superiores, 144

Situação individual dos dentes no arco de oclusão, 146

Situações particulares, 169

Tamanho, 136

Tecido ósseo, 21

Técnica, 81

Técnica compressiva, 68

Técnica de caracterização gengival com resinas pigmentadas, 192

Técnica de enceramento e escultura gengival, 174

Técnica de inclusão convencional, 182

Técnica de moldagem preliminar, 45

Técnica mínima pressão, 69

Técnica proposta para determinação e registro da DVO, 100

Técnica seletiva, 68

Tipos de articuladores, 87

Tomada da cor, 133

Transporte do arco facial para o articulador semiajustável tipo "arcon" e montagem do modelo superior, 90

Tratamentos que antecedem a confecção da prótese, 29

Utilização do Ditef, 40

Vantagens dos dentes de resina acrílica, 129